MI QUERIDA AMIGA

Annabel Arcos Ruiz

MI QUERIDA AMIGA

Una guía de bienestar y acompañamiento
en el cáncer de mama

URANO
Argentina – Chile – Colombia – España
Estados Unidos – México – Perú – Uruguay

A Noe

El cáncer no me cambió.
Cambié yo.

Advertencia

Los tratamientos naturales, productos y consejos descritos en este libro no sustituyen en ningún caso a la medicina tradicional ni al tratamiento, el diagnóstico, los medicamentos y la opinión prescritos por un médico. El uso de cualquiera de los tratamientos y productos naturales que se mencionan en la obra deberá ser previamente consensuado con su médico antes de ser utilizados. El lector asume toda la responsabilidad sobre los efectos que pueda experimentar respecto a los tratamientos, aceites esenciales y vegetales y consejos descritos en el libro, eximiendo de cualquier responsabilidad a la autora y a la editorial del libro.

Perfil de la autora en redes sociales

Instagram: @annabelarcos.writer
Facebook: @annabelarcos
Twitter: @annabelarcos

Blog personal

www.annabelarcosruiz.blogspot.com

Agradecimientos

||||||||||||||||||||||||||||||||||||||||||||

A mi princesa, la luz que me ilumina desde que bailaba en mis entrañas. Por su bondad cuando se me caen las lágrimas, por arrancarme sonrisas desde lo más profundo del alma, por sus peinados aunque estuviera calva, por los cuentos que nos hacen soñar juntas cada noche. Por los viajes de equipo A, que son solo nuestros. Por el tiempo que me regala a su lado.

Al amor de mi vida, mayúsculo, sincero y entregado, Pitu. Porque me quiere, mima y cuida con y sin mis cicatrices. Porque es mi pareja, de hecho o sin él. Porque no puedo quererle más, pero prometo intentarlo cada día un poquito más. Porque deseo verme reflejada siempre en su mirada y porque no conozco alma más bondadosa que la suya.

A mi Padremadre, porque lo es todo para mí. Un padre, una madre, un abuelo y un referente a seguir. A Auntie.

A mis tres estrellas, porque me han dado todo el cariño y el amor para seguir viviendo.

A toda mi familia: los Arcos, los Ruiz y los Escribano, que me apoyan siempre de manera incondicional. A Yda, Tago, Sharon, HJ, Sara, Daan y Mick, mi familia holandesa.

A la Gran Familia. A Conxita y Xavier, por todo su cariño y buenos consejos. A Anna María. A Sergio —mi Pipo—, porque la distancia de nuestra amistad nunca ha entendido de kilómetros y mi corazón siempre estará unido al suyo. A Dani y Lorena, porque cualquier momento es maravilloso junto a ellos. A mis Razzmateras, por nuestra amistad tan sana y transparente. A mis *llumetes*, Helena y Cris, porque su luz siempre me acompaña allá donde vaya. Jijijujuchimpun.

A mi querida *tieta* Conxa, porque un abrazo debe durar veinte segundos, pero a ella le daría miles de ellos y siempre me sabrían a poco.

A todas las personas que le tienen que plantar cara al cáncer. Al personal sanitario que nos ayuda a hacerlo. A la doctora Sònia González; a mi enfermera preferida, Palmira; al doctor Joaquín Rivero; a Vanessa Cortí y a Pau Bosacoma: gracias.

A Melchor Miralles, por la fuerza de sus palabras y el regalo que las envuelve. A Rocío, por confiar en mis letras.

A los padres y pareja de Noe, porque son unos excelentes cuidadores. A Noe, mi querida amiga, porque no se me ocurría otra manera de decirle que la quiero y decidí grabárselo en cada una de las páginas de este libro. Te quiero.

Índice

||||||||||||||

EL TRATAMIENTO ONCOLÓGICO

LA VIDA DURANTE Y TRAS EL CÁNCER DE MAMA

Prólogo de
Melchor Miralles Sangro
||||||||||||||||||||||||||||||||||||||||||||||||||||||||||

Annabel Arcos es una mujer valiente, decidida a vivir. Una madre que desborda amor por su hija. Su última muestra de valentía es pedirme a mí, un hombre, que escriba el prólogo de esta obra, esta guía de acompañamiento para desmontar el cáncer de mama, un cáncer que afecta esencialmente a mujeres y solo de manera excepcional a hombres.

Descubrí a Annabel hace algo más de dos años cuando escuché de un médico las palabras que jamás quieres oír, esas tres palabras que te arrojan al abismo: «Tienes un cáncer». En mi caso, un carcinoma grave de vejiga. No recurrí al doctor *Google* para informarme del proceso que me esperaba. Confiaba plenamente en los doctores en cuyas manos me puse y conozco suficientemente bien Internet para saber de sus peligros en estas materias. Y sí recurrí a la lectura de obras que abordaban el asunto. La primera fue *Cáncer: contigo puedo* de Annabel Arcos. Me gustó el título, una declaración de intenciones que coincidía con mi espíritu, con mis ganas de decirle al bicho: «No sabes dónde te has metido, cabrón, voy a acabar contigo». Después descubrí que era el testimonio de una madre a quien le descubren un cáncer de mama tan solo dos meses después de separarse de su pareja y con una hija de solo cinco años. Annabel descendió a los infiernos cuando ya había conseguido salir del horror tras perder a sus padres y su hermana en un accidente de tráfico. Dudé acerca de si era la lectura que buscaba, pero me atrapó y me ayudó muchísimo en mi preparación para pelear contra mi cáncer, decidido a vivir y teniendo muy claro que, además del tratamiento médico, necesitaba sacar fuerzas de donde no sabía si las tenía para recorrer el camino que me esperaba, ese en el que cada noche te duermes con ganas de no despertar.

Después, el día de Sant Jordi de 2018, coincidí con ella en Barcelona en un almuerzo tras firmar ambos nuestros libros, publicados por la misma editorial. Hablar con ella, conocerla, fue un lujo. Hemos mantenido el contacto, aunque no hemos vuelto a vernos, y le profeso un cariño inmenso por lo que me ayudó en mi viaje de curación. Y, aunque ese día de Sant Jordi terminó siendo inmensamente triste para mí por otros motivos personales, nunca olvidaré que fue el día que conocí a esta mujer, cuidadora universal, a la que quiero y admiro profunda y sinceramente.

Con este libro que tienes entre las manos, Annabel te va a emocionar, pero también te va a sacar una sonrisa, que es algo consustancial a ella. Porque con su testimonio te ayuda a afrontar una realidad y a armarte para recorrer un camino que es duro y que no siempre te lleva a la curación. Porque el cáncer, como dice ella, no es de colores, es una mierda. Y hay que afrontarlo como todo en la vida, sin tapujos, pero sin engañarte, siendo honesto contigo mismo y aceptando los días que amaneces y te sientes fuerte como un toro con la misma naturalidad con que aceptas los días en que te sientes mal, triste, con ganas solo de llorar. No pasa nada: cada paso que damos cuenta, nos enseña algo y suma en el objetivo.

Una de las lecciones esenciales que he aprendido de Annabel es lo importantísimo que es sumarte cariño y restarte problemas huyendo de las personas tóxicas, y cuidar con esmero a los cuidadores. Si tienes la suerte de no enfrentarte sola al bicho, de contar con un ejército a tu lado dispuesto a no abandonarte, como fue mi caso, podrás entender mejor que teniendo cáncer estás vivo, y debes vivir tu vida, tratando de que el bicho te condicione lo menos posible. Si cabe tratamiento, abórdalo con ganas de curarte, pero estate preparado para que no sea así. Busca ayuda psicológica. En mi caso fue mayor el palo que me llevé cuando tras nueve meses de tratamiento me dijeron que el bicho seguía creciendo que cuando me lo diagnosticaron. La ayuda de mi ejército indio y la de mi psicóloga fueron esenciales para afrontar la operación con las fuerzas renovadas y con ello ayudar a los doctores a que saliera bien, como así fue. Pero estás vivo, y la vida sigue acariciándote y jodiéndote. Incluso suele suceder que las desgracias no vienen solas, y al panorama oscuro que te dibuja el bicho se suman otros avatares que te empujan hacia abajo. Pero entonces has de tener claro que tu ritmo de vida no lo marca el bicho, sino tú mismo. Primero hay que aceptar que te ha tocado aceptar tu realidad, y después ponerte en manos de médicos en los que confíes y seguir el camino que ellos te indican, aunque tengas días en que las ganas de dejarlo todo y abandonarte a tu mala suerte te acechen. Y entonces es esencial el apoyo familiar y social de que dispongamos. Cuando todo empieza, aligeras la agenda, desaparecen en un estruendoso silencio muchos que pensabas que estarían, pero descubres a otros que están más aún de lo que podías imaginar. Pero los cuidadores necesitan cuidados, de su entorno, y de ti mismo, porque ellos no viven ni sufren tu cáncer, tu puto cáncer, pero sí viven tus emociones y tu estado anímico, junto a sus propias emociones y ánimos, y la prueba es muy dura también para ellos.

Annabel me enseñó que la actitud del enfermo, tener una actitud positiva, no va a modificar el diagnóstico ni te va a curar, pero también que afrontarlo con positividad, y a ser posible alegría, contribuirá a que el camino sea más llevadero, y ayudará también a tu ejército de cuidadores. Y me ayudó a entender que los efectos psicológicos del cáncer, con los cambios emocionales que inevitablemente conlleva, pueden aparecer cuando estés terminando tu tratamiento o cuando lo has finalizado, con o sin éxito, o incluso cuando te hayan comunicado que te has curado. No hay una receta para combatir al cáncer, cada enfermo es diferente y dispone de agarraderas afectivas y sentimentales diferentes. Y has de estar preparado para subirte a una montaña rusa de sentimientos y emociones. Cada uno nos armamos como podemos para afrontarlas y poder con ellas, sin complejos, sin tapujos. Debes decir «sí» cuando desees y decir «no» cuando te salga.

Con este libro, Annabel no te va a curar, pero te va a ayudar, va a ser uno de tus cuidadores. A través de estos textos ella te aconseja y es la voz de la experiencia positiva, de alguien cabal, con sentido común, que sabe lo que dice, que lo ha vivido, y aquí está para contarlo.

Gracias, Annabel, cuidadora universal. Gracias por ayudarnos a tantos. Tú y yo sabemos que el que ha sufrido algún mal puede llegar a olvidarlo, especialmente si encuentra quien le ayude, pero jamás lo olvida el que lo ha causado. Tú y yo nos sumamos a Lord Palmerston en el lecho de muerte: «¿Morir yo, doctor? Será la última cosa que haga». Después de vivir y reír todo lo que podamos, tú siempre con esos labios rojos de vida vivida. Porque sabemos que la fe es discreta, calla y acompaña, sin afectaciones, y también que lo imposible es muchas veces solo el refugio de los cobardes, y que el humor nos ayuda a consolarnos por lo que somos. Y sabemos que, como dice un sabio mexicano: «Cuando te toca, aunque te quites, y cuando no te toca, ni aunque te pongas».

Gracias, Annabel, por tus palabras, que son caricias suaves que penetran hasta el alma, donde pocos llegan.

Mi querida amiga:

Han pasado tres años desde que el cáncer de mama y yo nos despedimos. Desde entonces, mi vida y mis emociones no son las mismas, y, si te soy franca, tampoco espero que lo sean. Por el camino he perdido un pecho y me he sumado kilos de cariño. He aprendido a quererme con mi cuerpo tatuado de cicatrices físicas y emocionales. Cada día descubro un nuevo motivo para sonreír e ilusionarme. La felicidad, querida, puede ser tan diminuta e imperceptible como el prisma desde el que la miras.

Nunca pensé que te escribiría. No al menos esta carta. Espero que la recibas con el mismo amor con el que la escribo, con la misma emoción con la que recuerdo mis días enfrentándome al cáncer, con la misma fuerza con la que revivo mi experiencia. No pretendo amontonar más datos médicos en tu historial de colapso mental, ni informarte de diagnósticos que ambas ya conocemos. Todo lo contrario. Me gustaría acompañarte en este camino en el que juntas le plantaremos cara al cáncer. He escrito este libro para ti con el deseo de que te sea útil: una guía práctica con consejos y sencillos trucos que pueden ayudarte a sobrellevar mejor los efectos secundarios del tratamiento oncológico que vas a iniciar. Los cambios en tu piel tras la radioterapia. La montaña rusa en la que estarán subidas tus emociones durante un tiempo. La de miles de preguntas que quizá no te atrevas a hacer. Voy a anudarme contigo un pañuelo, a enseñarte cómo hacerlo, a callar al silencio, a mostrar también nuestros miedos. Tranquila, seguiré estando a tu lado. No estás sola, nunca lo has estado. Al cáncer vamos a hacerle frente juntas, descalzas de prejuicios, subidas en la rueda de la vida.

Empezamos.

LOS PRIMEROS DÍAS

||||||||||||||||||||||||||||||||||||||||||||||||||||||||||||||||||||||||

«La felicidad es el éxtasis de miles de segundos improvisados. El éxito es disfrutar del camino que nos conduce a ella.»

1

LA GESTIÓN
EMOCIONAL DEL CÁNCER

||||||||||||||||||||||||||||||||||||||||||||||||||||||||||||||||||

El diagnóstico siempre cae como un jarro de agua fría, es como una bofetada a la realidad y a tu rutina. De repente, y sin esperarlo, el tiempo se detiene. Tu vida parece haberse parado en el pasillo de un hospital. Silencio. Estado de *shock*. Negación. Ira. Miedo. Tristeza. Confusión. Mensajes. Tu teléfono no deja de sonar: muchas llamadas y quizá demasiadas preguntas sin respuestas. No puedes creerlo. Tienes un colapso mental de información que no eres capaz de asimilar y miles de datos médicos que probablemente no seas aún capaz de entender.

Tranquila, respira. La palabra «cáncer» asusta, y mucho, sobre todo si no estás familiarizada con ella. Por otra parte, es normal que ni recuerdes ni entiendas prácticamente nada de toda la información que te haya dado tu oncólogo/a. Como apunte, te diré que la mayoría de las pacientes tan solo retenemos un cinco por ciento de la información que nos facilitan en la primera consulta con nuestro/a oncólogo/a tras ser diagnosticadas de cáncer de mama. Doy fe. Así es que, querida, no eres ni la primera ni la última a la que le pasa. Luego, con el paso de los días, le irás pillando el tranquillo a la terminología médica e incluso puede que te hagas una experta. O tal vez no; quizá no le prestes más atención y te centres en el día a día. Esa será también tu decisión. Tarde o temprano descubrirás que la mejor manera de enfrentarse al cáncer es la tuya, y yo voy a ayudarte a averiguar cuál es. Es tan solo cuestión de tiempo que lo hagas. Ahora, ya lo sé, tu cabeza es una olla a presión a punto de estallar, las emociones están al borde del precipicio y acumulas una lista interminable de datos y nombres impronunciables que, ya te adelanto, es muy probable que olvides tras finalizar el tratamiento. Pero todo a su debido tiempo. Ahora, si te parece, vamos a centrarnos en este momento: el aquí y ahora.

Te voy a explicar, paso a paso, las etapas del tratamiento oncológico que vas a iniciar. Me gustaría, si me permites, acompañarte en este viaje y ser un apoyo real para ti. Además, voy a contarte trucos para sobrellevar mejor la etapa de la quimioterapia, productos naturales para cuidar tu piel durante la radioterapia, rituales de belleza de cosmética ecológica que puedes preparar en casa. También te diré dónde puedes acudir si necesitas ayuda psicológica o incluso cómo tratar el tema del sexo sola o en pareja. Sí, has leído bien, he dicho «sexo». Querida, el placer carnal forma parte de la vida y, por lo tanto, también de este libro. Está comprobado que mantener relaciones sexuales ayuda a relajarse, libera tensiones y que, por lo tanto, aumenta nuestro nivel de felicidad.

Te adelanto que en este libro no voy a limitarme a hablarte de las típicas cosas que la gente cuenta o que puedes leer en otros libros sobre el cáncer de mama. Lo que quiero es ser una compañera real y darte esas claves y consejos de los que nadie te habla, para que este proceso sea lo más llevadero posible para ti. Por cierto, retomando el tema del sexo: ¿sabías que el aceite de coco es un lubricante natural ideal y que existen aceites esenciales afrodisíacos? De esto y mucho más, te hablaré en algunos capítulos más adelante. Ahora, vamos a por el primer paso: aceptar el diagnóstico.

Antes de iniciar el tratamiento oncológico existe un paso previo por el que todas pasamos: concienciarnos del momento que vivimos. Como ocurre en otras etapas vitales, la aceptación de la realidad nos hace conscientes, y, consecuentemente, podemos enfrentarnos a ella con las herramientas emocionales adecuadas. Aceptar que padecemos cáncer de mama es un proceso complicado; en algunos casos somos conscientes de la etapa vital que hemos vivido una vez que hemos finalizado el tratamiento oncológico por completo. De qué manera te afectará emocionalmente y de las posibles secuelas psicológicas que surjan también trataremos en los próximos capítulos. De momento, tanto tú como tu entorno más cercano tenéis que mentalizaros de que el tratamiento que vas a iniciar ahora contra el cáncer de mama es prioritario. Así de fácil y así de difícil. Como decía mi madrina: cuanto antes empiezas, antes acabas. Así es que vamos a por ello.

Un primer diagnóstico mediante palpación o ecografía en tu/s pecho/s puede hacer sospechar a tu ginecólogo/a que exista una anomalía en las mamas o axilas. El protocolo indica que, en caso de sospecha de tumores malignos situados en alguna de las mamas, axilas y/o posibilidad de tener ganglios afectados, se debe proceder a realizar una serie de pruebas diagnósticas que determinarán si se trata de un cáncer de mama y, de ser así, conocer el alcance y estadio en el que se encuentra para iniciar el tratamiento oncológico. La mamografía del pecho, la biopsia de los ganglios afectados mediante punción y la resonancia (con contraste) delimitan el alcance de las células cancerígenas así como la posibilidad de metástasis en otros órganos del cuerpo, huesos o sangre. Este procedimiento puede durar entre una y dos semanas desde el primer control y sirve para trazar el tratamiento oncológico personalizado con el que se atacará al tumor o los tumores.

2

EL CÁNCER NO ES
DE COLORES, ES UNA MIERDA

||||||||||||||||||||||||||||||||||||||||||||||||||||||||||||||||||||||||

Lo han pintado de mil colores. El rosa es el que gana por goleada, pero, entre tú y yo, el cáncer no es precisamente un arcoíris. Hablemos claro: el cáncer es una mierda, una putada y un mojón. Dicho lo cual, pasemos al siguiente paso: ¿te has desahogado? ¿Has llorado? ¿Te has preguntado por qué a ti? Todas estas preguntas, sensaciones y emociones forman parte del proceso de aceptación de esta etapa. Es lógico que estés enfadada y ni siquiera sepas con quién, que te preguntes por qué te ha pasado a ti y no a otra persona, incluso que te culpes, aunque de sobra sepas que en esta enfermedad no existen culpables. Entonces, ¿a qué esperas para libertarte? Llora. Grita. Patalea. Tienes todo, absolutamente todo el derecho a hacerlo. Y, una vez que hayas acabado, coge fuerza, cierra los ojos e inspira profundamente: visualiza esta etapa en la que cada paso cuenta, y cada día será uno menos para llegar a la cima.

En septiembre de 2015 solicité una visita con mi ginecóloga para consultarle por un bulto, grande y doloroso, con forma de supositorio, que sobresalía de mi pecho izquierdo. Durante las semanas previas a la cita había notado un dolor agudo en el pecho y brazo izquierdo así como unos calambres que no me permitían dormir ni siquiera boca abajo.

Tras la primera palpación del pecho, la doctora sospechó que podría tratarse de un bulto fibroso. Aun así, y siguiendo el protocolo sanitario establecido, me dijo que tendría que hacerme una ecografía para descartar otro diagnóstico o indicios de células cancerígenas. El 22 de diciembre de 2015, después de hacerme una ecografía en la mama afectada y sospechar que el bulto fuese un tumor maligno, la doctora solicitó realizar una biopsia mediante punción del bulto y una mamografía del pecho. Tras unos días de espera y muchos bajones emocionales, el 30 de diciembre de 2015 me confirmaron que padecía cáncer de mama (HER2 positivo en estadio 3+). Tras la resonancia, Sònia, mi oncóloga, me informó de que tenía cuatro tumores en el pecho y los ganglios afectados. El contraste —un líquido que te inyectan por vía intravenosa en una especie de máquina del tiempo con truenos— confirmó que los tumores estaban localizados en el pecho y que no había metástasis en el resto de los órganos del cuerpo o huesos. Tal y como te he comentado antes, tratar de recordar todos los datos que te den durante esta etapa será una misión imposible. Te aconsejo que, en la medida de lo posible, vayas siempre acompañada por alguien a las consultas con los diferentes especialistas que te visitarán. De este modo, si no recuerdas parte de la información que os han dado, siempre podrás preguntárselo a tu acompañante y evitarás un estrés que ahora —ni nunca— no conviene tener.

Cada equipo de oncología cuenta con un comité médico que diseña el tratamiento oncológico que seguirá cada paciente. Por lo tanto, cada persona recibe un tratamiento diferente y adecuado a su diagnóstico. En mi caso, el comité médico que me atendió decidió que era preferible empezar por reducir el tamaño de mis cuatro tumores mediante quimioterapia neoadyuvante (tratamiento oncológico específico contra el cáncer de mama). Por el contrario, una de mis compañeras de vía —un grupo de mujeres con las que coincidía en el hospital de día y que también padecían cáncer de mama— se sometió a la extirpación de los tumores antes de la quimioterapia. Como te decía, cada caso es único.

Un tratamiento de quimioterapia puede constar de sesiones semanales (quimio suave) y otras cada veintiún días (quimio fuerte). Cada comité médico consensúa un tratamiento oncológico para cada paciente. En mi caso empecé por la quimio suave y después pasé a la fuerte. Para tu información, algunas de mis compañeras de vía empezaron por la quimio fuerte y después pasaron a la suave. Otras tan solo hicieron una de las quimios y hubo algunas que ni siquiera la recibieron. Como te he dicho, todo depende del diagnóstico y el tratamiento que mejor se ajuste a tu recuperación.

No te voy a engañar, van a ser unos meses largos y duros, subida en una montaña rusa de emociones en la que a veces querrás comerte la vida y otras quizá quieras dejarla. A mí nunca me ha gustado hablar del cáncer como una lucha, sino más bien como una etapa de recuperación. ¿Conoces el significado de la palabra «resiliencia»? *Aprender en positivo de lo negativo.* Desde luego, ni tú ni yo hemos decidido tener cáncer. Y no le vamos a estar agradecidas ni ahora ni después. Hablemos claro: el bicho es una mierda, por mucho que lo pinten de rosa. Pero esta es la realidad y tenemos que enfrentarnos a ella, así es que te propongo que te plantees este período como un recorrido hacia la cima de una montaña en la que cada etapa cuenta. Para no agobiarnos ni marearnos, nos vamos a centrar en cada etapa, y, una vez alcanzada, la siguiente. Y después la otra. Así hasta llegar a la cima. Hasta acabar el tratamiento por completo. ¿Te parece si empezamos por lo primero?

3

SÚMATE CARIÑO, RÉSTATE PROBLEMAS

||||||||||||||||||||||||||||||||||||||||||||||||||||||

Probablemente sea la época de tu vida en la que puedas ser menos diplomática y decir libremente todo lo que se te antoje. Si te apetece hablar con alguien, habla; si no te apetece, no hables. Nadie va a cuestionarte ni a juzgarte. Tienes derecho al silencio, a la pataleta, a gritar, a llorar, a reír. Estás en tu pleno derecho de decidir cómo quieres enfrentarte al bicho. No existe una única manera de hacerlo, existe la tuya y esa es la buena. Por lo tanto, empieza a prescindir de emociones tóxicas, de mensajes superfluos o faltos de contenido. No tienes ninguna necesidad de contestarlos todos ni a todo el mundo.

Durante esta etapa descubrirás que muchas de las personas que te rodean son una enciclopedia andante. Escucharás expresiones como: «Tranquila, que esto ahora se cura», «eres muy valiente», «luchadora», «qué fuerte eres», «actitud positiva siempre», «mi vecina del cuarto segunda también lo pasó». *Stop*. Un momento. La vecina del cuarto requiere un párrafo entero.

Te sorprenderá la de «vecinas del cuarto» que tu entorno, cercano o no, conoce. Dicho sea de paso, ningún comentario de este tipo es malintencionado, solo que no te va a interesar ni lo más mínimo. Y bien que haces. Porque que la vecina del cuarto de tu prima o la amiga de la amiga de tu cuñada pasara por un cáncer de mama y aun así siguiera trabajando y sonriendo y no se le notara nada de nada y estuviese de lo más guapa tiene que resbalarte por el mismísimo *coseno*. Esta eres tú y tu circunstancia. Serás igual de valiente si ríes o si lloras. No vas a ninguna guerra. No tienes que demostrarle nada a nadie. Ni estar más guapa que antes. Ni cambiar. Ni ser ni más ni menos valiente. Lo único importante eres tú, así es que relájate y toma las riendas de tu ritmo, de tu vida y de tus emociones.

¿Sabes cuáles son las claves para mantener un equilibrio emocional óptimo? En primer lugar, estar rodeados de amor y mantener una actitud positiva, que no imperativamente positiva —no estamos obligados a ser optimistas por defecto—, en nuestro día a día. En segundo lugar, tener sentido del humor. Además, delegar a nuestro círculo o entorno más cercano tareas o, dicho de otra manera, confiar en las personas que nos rodean. Dar prioridad a todo aquello que nos suma y prescindir de lo que nos resta. Organizar nuestra vida en torno a esas prioridades. Y, por último, pero no menos importante, descansar. Ahora dime, de esta lista que he enumerado, ¿qué es lo que haces y qué no? ¿Te has planteado antes cuáles son tus prioridades? ¿Qué te hace feliz? He dicho «feliz», no lo que se presupone que debería hacerte feliz.

Empecemos por el amor, por las personas que nos hacen vibrar y sentirnos queridos, admirados y cuidados. ¿Sabías que cuando nos abrazan o nos besamos con alguien aumenta el nivel de oxitocina en nuestro cuerpo? Todos tenemos un círculo emocional formado por familiares, amigos, compañeros, conocidos, vecinos… Te propongo que diseñemos el tuyo de una forma distinta: imagina que son las dos de la madrugada y estás sola en casa. De repente, necesitas que alguien acuda rápidamente a

ayudarte. ¿Qué personas acudirían? Pues esas son tus PERSO-
NAS. Durante el tratamiento contra el bicho —ya te habrás dado
cuenta de que al cáncer le denomino así— tendrás muchos alti-
bajos físicos y emocionales. Es más, diría que, en la mayoría de
los casos, los bajones emocionales son más evidentes que los físicos. Es muy importante que te apoyes en tu círculo, en esas
personas que sabes que estarán siempre a tu lado. Quizá te sorprenda descubrir que personas con las que no contabas no se
separarán de ti y otras con las que siempre has estado no estén
tanto como quisieras. No las culpes. Somos h-u-m-a-n-o-s y
como tales nos equivocamos. Probablemente esas personas no
tengan las herramientas emocionales adecuadas para estar a tu
lado en estos momentos. Quizá no sepan cómo hacerlo. Hay etapas en las que estamos más unidos a según qué perfiles; como la
vida, las personas evolucionamos. Rodéate de aquellas que puedan apoyarte, ayudarte y darte mucho cariño.

En esta etapa de tu vida se multiplicarán las llamadas y los
mensajes de personas que se interesan por ti. Sobre todo al
principio. Calma. Si te agobian, poco a poco irán a menos. Es
normal que las personas que te quieren estén más pendientes
de ti. Están preocupadas. No existe un manual de instrucciones
sobre cómo actuar en estos momentos, ni siquiera para ti. Ojalá
lo hubiese. Las personas que te rodean actuarán como buenamente puedan, intenta ser benevolente con ellas. Durante días
o quizá semanas, te avasallarán con emails, llamadas, mensajes,
y es muy probable que te agotes. Como dicen los ingleses, *take
it easy*, o, lo que es lo mismo: tú, a tu biorritmo.

Las personas tóxicas son otro cantar. Son aquellas que no
nos aportan absolutamente nada positivo a nuestras vidas y que,
por el contrario, son especialistas en restarnos. Pueden carecer
de sensibilidad, de sentido común, empatía y, si me permites,

incluso de sentimientos. Cuando me diagnosticaron cáncer de mama hubo personas que hasta me dieron el pésame. Como si el hecho de padecer cáncer fuese sinónimo de mi propia muerte. Algunas personas me daban ánimos, otras me decían que era una valiente, una gladiadora. Llegué a verme como Conan el Bárbaro a punto de enfrentarme a un ejército de soldados. Al final era simplemente yo, con una realidad jodida, pero con muchas personas que me apoyaban y querían.

Sé honesta contigo misma. Si un día estás triste, lo estás. Tienes derecho a llorar y a tener miedo, a pasar de la risa al llanto, y viceversa. ¿Por qué no? ¿Recuerdas?: ESTÁS VIVA. Por lo tanto, tus emociones también lo están. Al único que hay que matar es al bicho, ni a ti ni a tus emociones, ni a tu vida.

Delegar las tareas. Podrías contar con alguien de tu entorno más cercano que sea la persona encargada de ir informando sobre tu evolución, los resultados de las pruebas y el punto del tratamiento en el que te encuentras. Otra buena opción es crear un grupo específico de WhatsApp en el que tú misma vayas informando. De este modo evitarás repetir la información continuamente y te ahorrarás más de una jaqueca.

Una de las cosas que yo solía hacer era un corta y pega del mismo mensaje. Es decir: cuando salía de mi visita con mi oncóloga enviaba el mismo mensaje a todo mi círculo y así me ahorraba tener que ir explicándoles uno a uno el parte médico. Claro que mi amiga Aurora, que hacía lo mismo que yo, en una de las ocasiones en las que envió un mensaje informativo tras la visita con su oncóloga, se equivocó y envió un «gracias, tía» a alguien que precisamente no era su tía. El sentido del humor. Recuerdo a Aurora explicándome aquella anécdota y riéndose a carcajada limpia. El simple hecho de reírnos es ya una señal de relajación tanto a nivel físico como emocional. Intenta practicarlo a diario, trata de rodearte de personas que se tomen la vida con sentido del humor, que vean el vaso medio lleno y que adopten una actitud positiva y resiliente frente a los problemas.

La organización te aportará tranquilidad y ello se traducirá en bienestar, paz y armonía. Justo lo que necesitas. Recuerda que es importante que mantengas un estado de calma y serenidad para poder sobrellevar mejor los efectos secundarios del tratamiento oncológico. Si a este punto le añadimos el descanso tanto de horas de sueño como de tareas —domésticas, laborales o familiares—, conseguirás no solo estar más fuerte para asumir los efectos del tratamiento, sino también para superarlo mejor.

4

LA MONTAÑA RUSA EMOCIONAL

IIIIIIIIIIIIIIIIIIIIIIIIIIIIIIIIIIIIIIIIIIIIIIIIIIIIIIIIIIIIIIIIIIIIIIIIIIIIIIIII

Un día triste, dos días contenta y tres en cama. Y vuelta a empezar. El bicho no entiende de emociones, y puede que durante el tratamiento tú tampoco. Al principio quizá sientas una fuerza brutal fruto de la resiliencia o de la situación anómala que estás viviendo. Todas y cada una de las emociones que experimentes durante este período formarán parte del proceso que estás viviendo y solo tú sabrás cómo manejarlas. Pero recuerda: estoy a tu lado para acompañarte a gestionarlas, y, si me lo permites, para indicarte cómo hacerlo y dónde te pueden asesorar en caso de necesitar ayuda.

Quizá te preguntes por qué tu estado anímico cambia de forma tan radical y en tan poco tiempo. Tus emociones están a flor de piel. En una de las sesiones con mi psicóloga le pregunté qué relación había entre el estado físico y el mental. A nivel emocional me daban muchos bajones que hacían que me encontrase aún peor físicamente. Su respuesta tenía mucha lógica: el estado emocional y el estado físico van unidos. Es como si tus defensas emocionales no pudiesen encontrar el equilibrio y se decantasen por estados anímicos negativos. En este período de tu vida tienes mayor predisposición a encontrarte mal físicamente y en consecuencia anímicamente, porque existe una conexión entre cuerpo y mente.

Expresar con libertad los sentimientos forma parte de la salud emocional de cada individuo. Cuando estamos contentos o tristes, lo demostramos: podemos escribirlo, mostrarlo con nuestra actitud corporal y facial o podemos hacer que se note de manera muy explícita diciéndolo alto y claro. Estamos educados para mostrar nuestras emociones positivas. Pero ¿qué hay de las negativas? Expresar la tristeza, la ira, el miedo, la desazón, la rabia... Todas ellas también forman parte de nuestro equilibrio emocional. Tal y como te he dicho antes, estás en un momento vital en el que tu estado emocional y físico son prioritarios, así es que libérate. Expresa tus emociones sin miedo, le pese a quien le pese, porque si no lo haces a la única que le va a pesar es a ti y a tu mochila emocional. Es el momento de deshacerse de cargas físicas y emocionales para enfrentarte aún con más fuerza al bicho y no darle tregua.

La anécdota

Durante una de las visitas al Hospital de Sant Pau, en Barcelona, donde me realizaron el estudio genético para determinar si mi bicho tenía una predisposición genética o no y averiguar si había antecedentes familiares de cáncer de mama, la doctora que me atendió me dijo algo que me marcó entonces y que no he olvidado. Dicho sea de paso, a ti también te realizarán este estudio una vez que hayas finalizado el tratamiento que te hayan pautado. Todo a su debido tiempo. Como te decía, hablaba con la doctora sobre mi genética familiar. Le expliqué que mis padres y mi hermana habían fallecido en un accidente de tráfico en el año 2005 y que en mi familia, tanto por parte materna como paterna, no constaban familiares de primer grado con esta enfermedad. La doctora tomaba nota e iba trazando el árbol genealógico de mi familia según le explicaba. Antes de salir de la consulta, me detuvo y me dijo:

—Cuídate.

Le respondí con un rotundo «sí», dando por supuesto que se refería a la actividad física y a la alimentación.

—No me refiero a físicamente —añadió—. Digo emocionalmente.

Sus palabras me hicieron recapacitar sobre la idea que tenemos de cuidarnos. Presuponemos, tal y como me pasó entonces, que basta con tratar bien a nuestro cuerpo siguiendo una buena dieta y haciendo ejercicio. En sociedades como la argentina es muy común que las personas acudan con asiduidad al psicólogo desde temprana edad. Seguir una terapia psicológica forma parte no solo de su salud, sino también de un trabajo de introspección y conocimiento de uno mismo. Por el contrario, en nuestra sociedad, aún existen prejuicios sobre la figura del psicólogo, la salud mental y acudir a terapias individuales o grupales; si bien es cierto que cada vez existe un mayor número de personas que acude al psicólogo, aún tenemos que avanzar en este aspecto. Aceptar, normalizar y hablar sin restricciones de los pensamientos y sentimientos nos libera de cargas emocionales y nos permite, además, conocer las herramientas de las que disponemos para resolver conflictos que puedan surgir en la vida cotidiana. No me entiendas mal. No pretendo darte lecciones de vida ni decirte que tengas que pedir cita con un psicólogo. Tan solo me gustaría recordarte que nuestras emociones también forman parte de nuestra salud física y mental y que quizá no les hayas dado la importancia que tienen hasta este momento. Ahora siempre es un buen momento. Empezar a cuidarte y mimarte emocionalmente te aportará equilibrio. Comienza a cuidar tus emociones y establece tu propio equilibrio mental y físico.

Cada emoción, del tipo que sea, tiene un por qué y una repercusión en nuestro crecimiento emocional. Me gustaría recalcar bien este punto porque, de un tiempo a esta parte, ha habido un auge en cuanto al pensamiento positivo —barato— se refiere. Seguro que te sonarán mensajes como: «Hoy puede ser un gran día», «a comerte el mundo», «ahora empieza lo bueno». Los puedes ver en calendarios, tazas, agendas, mensajes que te reenvían por WhatsApp —a cuál más original— y estampados de camisetas. Sin embargo, no verás ninguna taza con un mensaje que diga: «Lléname de lágrimas».

Al igual que expresamos la alegría, la euforia, el afecto, la ilusión, la satisfacción o la pasión, debemos expresar la tristeza, la decepción, la ira, la insatisfacción o el desasosiego. Te pondré un ejemplo de dos emociones opuestas: la alegría y la tristeza. En la situación A una persona ríe sin poder parar. Por el contrario, en la situación B una persona llora desconsolada. Si te encuentras en la situación A, lo más probable es que acabes riendo junto a esa persona. La risa es contagiosa y existen terapias, como la risoterapia, que trabajan con los beneficios que esta emoción aporta a nuestro estado psicológico. Por cierto, si no has asistido nunca a un taller de risoterapia te lo recomiendo.

Hay escuelas especializadas en esta técnica de relajación y las sesiones tienen un precio asequible al alcance de cualquier bolsillo. Como te decía, en la situación A la persona experimenta una emoción positiva. Por el contrario, en la situación B tratamos una emoción negativa. Lo más probable es que intentes calmar a la persona que está llorando y que, además, hagas todo lo posible por que desaparezca la emoción negativa, en este caso, las lágrimas. He aquí el error. Las emociones negativas, al igual que las positivas, aportan un valor y tienen una razón de ser.

La vida es un viaje físico y emocional hacia la plenitud como personas; un camino en el que cada paso cuenta, cada curva aporta una nueva perspectiva y cada piedra que encontramos es un aprendizaje del que podemos salir reforzados. Por lo tanto, te animo a que te liberes y expreses cada uno de tus estados emocionales sin remordimientos, ya sean negativos o positivos. Aprender a vivir con nuestras emociones, aceptarlas y adaptarnos a ellas nos aporta equilibrio, paz y nos permite avanzar como personas. Imprégnate de la alegría, llora tus miedos y refuerza tu sistema emocional.

5

EL APOYO PSICOLÓGICO EN EL TRATAMIENTO CONTRA EL CÁNCER

Aún hoy acudir a una terapia psicológica tiene connotaciones negativas. Sin embargo, cada vez son más las personas que reciben un tratamiento psicológico y no lo ocultan. ¿Por qué deberían hacerlo? Es cierto que persiste la idea de que podemos resolver los conflictos por nosotros mismos, pero un/a psicólogo/a no te solucionará los problemas, sino que te ayudará a descubrir la manera de hacerlo y salir airosa de la situación. Por lo tanto, aceptar y ser consciente de lo que te ocurre emocionalmente es, además de señal de valentía, el primer paso para resolver el conflicto que tengas, sea cual sea. El servicio de psicooncología —psicología aplicada al proceso oncológico— es una terapia que cada vez más pacientes siguen durante el tratamiento oncológico y que continúan recibiendo una vez que lo han finalizado.

Aparte de los tratamientos de quimioterapia y radioterapia para acabar con el bicho, el seguimiento psicológico y la atención al paciente y a su entorno adquieren cada vez más importancia en los centros hospitalarios. Prueba de ello es que cada vez más los médicos de cabecera o los oncólogos derivan a sus pacientes, y también a sus familiares más próximos, al/la psicooncólogo/a —psicólogo especialista en el área de oncología—. La gestión emocional del cáncer no afecta tan solo al paciente, sino que también tiene una vinculación directa con su círculo más próximo. En este viaje, no lo olvides, somos muchos los que estamos a tu lado para apoyarte y ofrecerte todo lo que necesites para finalizar con éxito el tratamiento contra el cáncer. El estado de tus emociones y la capacidad psicológica que tengas para enfrentarte a esta etapa de tu vida tendrán una repercusión directa en tu salud física y mental.

¿Te suena el término «somatización»? Seguro que alguna vez te ha ocurrido algo parecido a la psicosomatización de las emociones. Te pondré unos ejemplos. Tras una época de estrés o de tristeza por algún acontecimiento familiar o pérdida de un ser querido es muy probable que tengas mayor predisposición a que aparezcan herpes labiales, heridas bucales o catarros, cistitis o fiebre. ¿Te ha pasado alguna vez que después de un pico de trabajo y muchos días de estrés prolongado has caído enferma? Probablemente hayas tenido una bajada de defensas. ¿A qué se debe esta reacción física de nuestro organismo? La somatización de las emociones es un proceso más común de lo que crees. El organismo y la mente van siempre cogidos de la mano y, por lo tanto, están conectados. Si mentalmente estamos más débiles o decaídos, nuestro cuerpo somatiza —expresa— este estado a través de los diferentes órganos, ya sea a través de infecciones, lesiones leves, jaqueca u otros síntomas. Calma, con esto no pretendo alarmarte ni generarte agobios. Tampoco quiero decir que para evitar la somatización de emociones negativas tengas que ir desternillándote de risa por la vida. Todo lo contrario. Lo importante es que puedas expresar y liberar cada una de tus emociones, sean del tipo que sean, y que para ello puedas apoyarte en el/la psicooncólogo/a. Su papel es vital para tu equilibrio emocional.

Por este motivo, cada vez más especialistas del área de oncología apuestan por dar una mayor cobertura y apoyo psicológico tanto a los pacientes diagnosticados de cáncer de mama como a sus familiares. Mantener una buena actitud, positiva y receptiva, no te curará, pero sí te ayudará a sobrellevar mejor el tratamiento. Ojalá fuese tan fácil como sonreír para acabar con el bicho. Con esto no quiero desanimarte, más bien todo lo contrario. Lo que quiero es que te centres en todas aquellas técnicas, tratamientos y personas que realmente vayan a ser útiles en tu día a día, que te sumen y sean un apoyo real para ti en este proceso vital. Prescinde de pensamientos tóxicos, sabiduría popular sin fundamentos y otros chupópteros de energía que nada te van a aportar salvo restarte tiempo. Y ese, tu tiempo, es tu valor más preciado: compártelo solo con quien quieras y con quien decidas. Es tu elección.

Volviendo al tema que nos ocupa, cada centro hospitalario cuenta con un servicio de psicología oncológica gratuito para pacientes y familiares. Si lo prefieres, también puedes informarte en la AECC (Asociación Española Contra el Cáncer) o bien en asociaciones sin ánimo de lucro —como, por ejemplo, Oncolliga—, donde podrán asesorarte sobre la terapia psicológica que podéis recibir tanto tú como tu entorno en este momento.

La atención psicooncológica forma parte del tratamiento contra el cáncer de mama y, como te he dicho, no supone un coste adicional para el paciente. Por supuesto también puedes acudir a un servicio de psicología privado, pero siempre, y es importante que así sea, que estén especializados en esta área. Una visita privada con un psicólogo suele oscilar entre cincuenta y sesenta y cinco euros por sesión. En asociaciones como la AECC ofrecen también apoyo psicológico telefónico y gratuito. De forma presencial, en hospitales y asociaciones de apoyo al paciente oncológico, puedes acudir sola, en pareja, con algún familiar o inclusive ir alternando las visitas. Recuerda: somos un equipo y estamos juntas contra el bicho.

Ahora te hablaré de otro factor esencial para tener en cuenta en el tratamiento psicológico: la conexión con el/la psicooncólogo/a. Es el cincuenta por ciento del éxito de la terapia que recibas; el otro cincuenta por ciento depende única y exclusivamente de ti. Es decir, si no sientes esa conexión con el profesional que te visita, no te servirá de mucho acudir a terapia. Las visitas psicológicas son un espacio en el que podrás liberar tus miedos, preocupaciones, anhelos y todo aquello que te afecte desde un punto de vista emocional y no puedas o quieras compartir con nadie de tu entorno.

No olvides que para estar bien físicamente tu mente también debe estarlo.

Déjate ayudar.

Permítete caer.

Apóyate en tu círculo para volver a levantarte.

Y sigue adelante.

Hay un proverbio japonés que me encanta y que habla precisamente de las veces que nos creemos derrotados y de la importancia de seguir intentando alcanzar nuestros objetivos. Tu objetivo ahora es finalizar el tratamiento con éxito y mantener el estado de tus emociones, defensas y salud física lo mejor posible.

Dice el proverbio japonés:

«Si te caes siete veces, levántate ocho.»

6

VIVIR CON CÁNCER

||||||||||||||||||||||||||||||||||||||||||||||

Estás viva. Te lo recuerdo por si lo has olvidado. Por lo tanto puedes hacer vida normal, tan normal como tu mente y tu cuerpo te permitan. Escucha a ambos y sé consecuente con sus necesidades. Habrá momentos en los que te apetezca salir de casa, airearte, pasear, ir al cine o salir con tu pareja y amigos. Otras, en cambio, querrás estar en casa relajada y descansando. Date permiso para hacer todo ello. Los días postquimio, ya sea la semanal o cada veintiún días, se asemejan bastante a un proceso gripal; rara vez te apetecerá salir de la cama si has cogido un buen trancazo. Pues en este caso es lo mismo. No hay ninguna regla escrita para esta etapa ni un manual de instrucciones a seguir. Quizá te convengan más las visitas en *petit comité*, sin agobios. Puede que tan solo quieras recibir las de tu círculo más cercano. Sea como sea, tener cáncer no te exime de vivir. Durante unos meses tendrás que adaptarte a esta nueva rutina que, te recuerdo, es temporal.

El ritmo, querida, lo marcas tú y no el bicho. No le des tregua y vive en presente continuo.

¿Conoces la expresión latina *carpe diem*? Estoy segura de que la habrás oído más de una vez e incluso puede que forme parte de tu vocabulario recurrente habitual. Esta expresión hace referencia precisamente al concepto del tiempo y la manera de disfrutar de él. Pero ¿qué significa realmente esta expresión y qué connotaciones tiene «el ahora» en tu vida en este momento? En concreto, esta expresión nos anima a vivir de forma presente y disfrutar de todos y cada uno de los placeres que nos brinda la vida. Exacto: la vida. El futuro es incierto y nadie sabe lo que puede ocurrir. Por lo tanto, quiero que te grabes a fuego lo siguiente: tu vida no gira en torno al cáncer; este es tan solo una etapa más. Puede que un veinte por ciento o un treinta del total estén vinculados al cáncer de mama, pero después del tratamiento, de las visitas al oncólogo o las pruebas que te hagan, tu vida y tu rutina continúan. Así es que ni se te ocurra sentarte en el sofá y ver la vida pasar como si fuese una película que no va contigo. Despierta, levanta el culo y actívate.

Dale la vuelta a tu realidad. Te preguntarás qué puede tener de positivo pasar por un cáncer de mama. Pues nada. Pero ¿qué hay de la experiencia vital? Esa es otra cuestión. No sé si estarás trabajando o no o cuál será tu situación familiar y personal… Sea como sea, ahora estarás más unida a según qué personas, y, probablemente, tengas mayor disponibilidad para hacer o dedicarte a tus aficiones. Quizá nunca te hayas parado a pensar qué quieres hacer o qué es lo que realmente te llena como persona. ¿Te lo has preguntado alguna vez? No digo que el cáncer vaya a abrirte ningún camino ni que sea una etapa para replantearse la vida. Hay personas que lo hacen y otras que no. Vamos a centrarnos en ti. ¿Cuáles son tus aficiones? ¿Qué te gusta hacer durante el fin de semana o en vacaciones? ¿Cuál fue el último libro que leíste y la última película con la que no te quedaste dormida?

Otro punto importante del que me gustaría hablarte es el ejercicio físico. Vaya por delante que yo no soy ninguna especialista en la materia, pero reconozco que durante el tratamiento oncológico me fue muy bien mantenerme activa. La razón es muy sencilla: el ejercicio físico no solo ayuda a quemar calorías —en nuestro caso las toxinas derivadas del tratamiento oncológico—, sino que además genera endorfinas, lo cual es sinónimo de sensación de bienestar. Estas moléculas tienen efectos positivos en nuestro organismo. Si practicas deporte —y por ejercicio físico me refiero a caminar, nadar, yoga, etc.— entre treinta y cuarenta y cinco minutos al día, le estarás aportando a tu cuerpo una sensación de bienestar general, anulando cualquier sintomatología ansiolítica —si la padeces— y reduciendo el dolor corporal derivado del tratamiento oncológico.

Hasta hace bien poco se restringía de manera explícita a los pacientes hacer ejercicio físico durante el tratamiento oncológico, pero, según los últimos datos, practicar deporte durante este proceso es, al contrario de lo que se pensaba, muy beneficioso para los pacientes. Además se ha comprobado que mantenerse activo físicamente —siempre y cuando tu médico supervise las horas de ejercicio que practiques— tiene un efecto positivo en la recuperación del paciente.

Te propongo que dibujemos una tabla semanal con diferentes rutinas: ejercicio físico, aficiones, descanso, comidas, etc. Pueden ser del tipo que quieras. Establecer un horario diario te será útil para salir de casa y activarte cuando necesites un empujón. ¿Qué te parece la idea? En primer lugar, anota todo aquello que te gusta hacer, ya sea sola o en compañía. A continuación, haz un listado de las personas con las que te gustaría compartir ese momento. Puede que alguna persona de tu círculo no sepa cómo ayudarte y quizás esta sea una buena manera de permitirle que haga algo por ti.

7

CÓMO SE LO DIGO

IIIIIIIIIIIIIIIIIIIIIIIIIIIIIIIIIIIIIIIIIIIIII

Esta, sin lugar a duda, es la parte más difícil. Puede que incluso más que cuando te dan la noticia. Verbalizar que tenemos cáncer es el principio de un proceso de aceptación de la enfermedad. Decírselo a nuestros compañeros, pareja, familia, amigos e hijos. A esas personas a quienes queremos y nos quieren, que forman parte de nuestro equilibrio emocional. Ellos, no lo olvides, están igual de asustados que tú.

Cuando me detectaron el bicho, mi hija acababa de cumplir cinco años. Nuestra relación siempre se ha basado en el diálogo, el respeto y, ante todo, la sinceridad. Así es que, con el bicho, al igual que con otras situaciones que habíamos vivido juntas, quise serle sincera y explicárselo desde un buen principio. Los niños no necesitan más detalles que los estrictamente necesarios; los que su curiosidad requieran. Supongo que también podríamos aplicarlo al resto de las personas. En el caso de los niños, la desinformación o la omisión de la realidad pueden dar lugar a la imaginación y a una malinterpretación de lo que está sucediendo. Por el contrario, si hablamos con claridad y franqueza de lo que nos sucede, no solo estaremos impidiendo que su imaginación vaya a más, sino que también podremos hablar con naturalidad de cómo nos encontramos, de qué manera vivimos el proceso oncológico e incluso cómo nos encontramos emocional y físicamente. Puede que te sorprenda cuánto nos pueden ayudar nuestros hijos en estos momentos (y siempre en nuestra vida). No subestimes su capacidad, son pequeños grandes sabios.

Nuestros hijos necesitan sentir que nos cuidan a su manera y con las herramientas que tengan. Vivir, aceptar y compartir nuestras emociones —buenas, malas o regulares— y nuestros puntos débiles y fuertes con nuestros hijos forma parte de su educación, de su crecimiento como personas. Nosotros somos su referente y el mejor ejemplo. En una de las sesiones con la psicóloga que me atendió tras la muerte de mis padres y de mi hermana, me dijo que la infancia (desde que nacemos hasta más o menos los seis años) es el período que marcará nuestra vida adulta: cómo nos desarrollaremos emocionalmente, cómo nos enfrentaremos a los problemas, cómo los resolveremos, la manera en la que nos expresaremos e incluso cómo será nuestra vida afectiva. No olvides que tú eres el referente para tu hijo, el espejo en el que se mira cada día.

Cómo hablar del cáncer con los más pequeños

Encuentra un momento del día junto a tu hijo/a, uno que forme parte de vuestro día a día, en el que tan solo estéis tú y él/ella. Puede ser durante el momento del baño. A la hora de la cena. Antes de ir a dormir. Un espacio tan solo vuestro. Uno en el que podáis hablar sin interrupciones. Libres de prejuicios. De cargas. Del bicho. De responsabilidades. Uno en el que tan solo cuente vuestra relación y el cariño. En que podáis comunicar.

Cada día a la hora del baño, me reunía con mi socia —mi hija— en la bañera. Era nuestro espacio para hablar tranquilas.

Un momento del día en el que todo podía esperar salvo ella y yo. Le preguntaba qué tal le había ido en el colegio y, entre pregunta y respuesta, le contaba mi día a día, cómo iban mis defensas, lo que me había dicho Sònia, mi doctora, y las sesiones de quimio que me quedaban. Todo a su debido tiempo. ¿Te acuerdas de la cima y las etapas de la montaña? A mi hija no le adelanté nada; según se iban sucediendo los días y las pruebas, así se lo iba narrando. Tampoco le hablé de términos médicos que no pudiese entender. No era necesario decirle el tipo de tumor que tenía, tampoco me lo preguntó. Recuerdo que, cuando llegó el momento de la mastectomía, me reuní como siempre en el baño con ella. Le hablé de sus tareas en el colegio y le pregunté cómo le gustaba a su profesora que las hiciera. «Limpias y pulidas», contestó. «Eso mismo», añadí, «ha dicho Sònia de mi bicho». Le conté que Sònia —a quien ella conocía perfectamente de oídas— me había comentado que, a pesar del jarabe (la quimio), existía la posibilidad de que quedaran trozos pequeños de bicho en mi pecho que ni siquiera un microscopio podría detectar. «Entonces, ¿cómo nos gustan las tareas?», le pregunté a mi pequeña. «Limpias y pulidas», respondió de nuevo. «Pues eso mismo voy a hacer con mi pecho: me operarán y me lo quitarán para que quede bien limpio y pulido.» «Ahora lo entiendo», dijo.

Nunca más me preguntó. Nunca le dimos más importancia de la que ha tenido. Lo prioritario siempre fui yo. Así se lo mostré. Así lo hablamos.

Pedir ayuda es de valientes

La valentía, querida, no se mide en kilos de fortaleza ni autosuficiencia. La valentía es reconocer nuestras limitaciones y aceptar la ayuda —con humildad— que nos brinden para alcanzar nuestras metas. No tienes que demostrarle absolutamente nada a nadie y tampoco a ti misma. Dosifica tu energía y tu fuerza para acabar con el bicho, y deja que las personas que te quieren te acompañen en este viaje en el que no viajas sola, sino acompañada por todo tu círculo.

Cómo pedí ayuda

Jamás olvidaré el día en que no pude más. Habían pasado meses desde el inicio del tratamiento de quimioterapia y mi cuerpo cada vez estaba más débil. Aun así, entre chute y chute, mi vida era normal. Conforme fueron pasando los días, mi cuerpo tardaba más en recuperarse del chute de quimioterapia.

Me encontraba justo en la mitad del ciclo de quimioterapia. Debía de ser la segunda tanda de quimio fuerte que me había pautado mi oncóloga. Ya había finalizado las doce sesiones de la quimio suave. Habían pasado unos días tras el chute, pero mi cuerpo continuaba muy débil. Aquel día estaba en casa; eran casi las nueve de la noche cuando sucedió. Lo recuerdo porque tenía que preparar la cena. De repente noté una sensación de hormigueo que me recorría las manos, neblina, como si mi vista empezase a nublarse y, antes de que pudiese reaccionar, me desplomé en el suelo de casa. Me desperté agotada, mareada y asustada. Mi cuerpo había dicho «basta» y mi energía estaba en las últimas.

Ese momento fue crucial para mí. Tras recuperarme y comentar lo sucedido con una de mis mejores amigas, fui consciente de que necesitaba ayuda. Así es que me sinceré conmigo misma y con las personas más próximas a mí. Les dije que las necesitaba y que no podía continuar ese proceso sola. Mi círculo reaccionó rápidamente y, no solo estuvieron presentes en mi día a día, sino que además pudimos compartir momentos inolvidables que quedarán grabados para siempre en mi retina.

Pedir ayuda no nos hace débiles, tan solo humanos.

No somos superheroínas, así es que libérate y quítate el peso de la capa.

8

CÓMO CUIDAR DEL CUIDADOR
||||||||||||||||||||||||||||||||||||||||||||||||||||||||||||||||||||||||

El día que me confirmaron que padecía cáncer de mama recibí la noticia junto a uno de mis tíos. Viví mi primera sesión de quimioterapia con mi madrina. Mi amiga me acompañó a más de una sesión de radioterapia. Mis vecinos me ayudaron con la compra. Mi hija me sació a besos. Mis amigos me apoyaron desde el primer momento. La aceptación de la enfermedad está directamente relacionada con el apoyo familiar y social de cada uno, que facilita que el paciente pueda enfrentarse a este trance con las herramientas emocionales adecuadas. Al cáncer no nos enfrentamos solos, sino que lo hacemos junto a las personas que forman parte de nuestro círculo. Ellos no sufren en sus carnes los efectos secundarios —físicos— del tratamiento oncológico, pero sí viven y perciben no solo nuestras emociones, sino también las suyas: la preocupación, el cansancio, el acompañamiento que durante meses arrastrarán junto a nosotras, las pacientes.

El cuidador puede estar representado por una o varias personas cercanas a nosotras. Desde nuestros padres, hijos, pareja o amigos hasta vecinos o compañeros de trabajo. ¿Por qué es importante hablar de los cuidadores? En la mayoría de los casos los cuidadores no expresan su preocupación o miedo ante nosotras, las pacientes. Entonces, ¿quién cuida de ellos? ¿Con quién pueden hablar y con quién es necesario que se desahoguen?

Tal y como te he dicho antes, es necesario que estas personas puedan expresar sus inquietudes y dudas con los doctores que nos atienden. Pero, de igual modo, es muy importante que descansen y desconecten de nuestra realidad. Al igual que nosotras, los cuidadores requieren un tiempo de desconexión, mental y física, para poder seguir a nuestro lado con energía y fuerza. Mi consejo es que designes a más de una persona de tu círculo para que puedas estar siempre acompañada y que vayas haciendo rotaciones de personas.

En asociaciones como la AECC (Asociación Española Contra el Cáncer) existen grupos de apoyo psicológicos para los familiares y el entorno cercano del paciente. También en asociaciones sin ánimo de lucro e incluso en el propio hospital donde recibas el tratamiento te pueden asesorar sobre estos programas de ayuda a la familia del paciente.

Existen diferentes vías de ayuda para los familiares y/o el cuidador del paciente. En primer lugar, la asistencia hospitalaria ofrece apoyo psicológico y emocional en sesiones individuales o compartidas junto al/la psicooncólogo/a.

Otra opción es asistir a grupos de apoyo en los que pacientes y cuidadores comparten sus experiencias. Estos grupos de personas exponen indistintamente las preocupaciones y rutina tanto de pacientes como de cuidadores, supervisados por un psicoterapeuta especializado en oncología. Asimismo, en este tipo de terapias no solo se favorece el acompañamiento al paciente, sino que además se ofrece un apoyo al cuidador para que este pueda desarrollar su función con más herramientas emocionales. Además, es una forma de relacionarse con otras personas que están pasando por el mismo trance. El simple hecho de hablar con otros pacientes tiene una repercusión en positivo en ambos casos, cuidador y paciente, reduciendo la sensación de soledad y ansiedad de lo que acontecerá en un futuro. Una vez más, recuerda que ante el cáncer no estás sola.

Por otra parte, los talleres individuales o grupales son otra opción para cuidaros tanto tú como tu cuidador. Por ejemplo, hay sesiones de técnicas de relajación como el yoga, la sofrología o el *mindfulness*. Todos ellos dirigidos por un especialista en psicología dirigida a personas afectadas por el cáncer. Hay que tener en cuenta que no todas las terapias o los ejercicios están recomendados para el paciente, así es que te sugiero que antes de asistir a cualquiera de ellas lo comentes con tu médico u oncólogo. Aparte de este detalle a tener en cuenta, aprender a relajarse y controlar posibles crisis de ansiedad te beneficiará a nivel emocional y, por lo tanto, te sentirás mejor físicamente. Cuerpo y mente están unidos.

Por último, hay asociaciones que cuentan con un grupo de voluntarios que han pasado, ya sea a nivel personal, familiar o de un amigo, por la experiencia del cáncer. Estas personas pueden ser muy beneficiosas para tu recuperación ya que cuentan con la experiencia ya pasada del cáncer y sus consejos valen su peso en oro. Por ejemplo, si vas a someterte a una operación de mastectomía, lo más habitual es que una de estas personas acuda a verte al hospital tras la intervención. Su presencia te reconfortará, te lo aseguro. Además de ofrecerte un apoyo psicológico en ese momento y que puedas preguntarle por su experiencia o plantearle dudas que tengas al respecto, te llevará un cojín en forma de corazón que te hará sentir más cómoda y con el que descansarás el brazo sin tocar la zona intervenida.

9

CÁNCER: MITOS, SABIDURÍA POPULAR Y FALSAS CREENCIAS

|||||||||||||||||||||||||||||||||||||||||||||||||||||||||||||||||||||||||||||||||

Una actitud positiva ante la vida, en general, es mejor que una negativa. Hasta aquí todos de acuerdo. Pero ¿qué sucede si llevamos al extremo el «pensamiento positivo»? El peligro de imponer una actitud positiva como si de esta dependiera nuestra recuperación ante el cáncer es un arma de doble filo. La actitud no va a mejorar ni a empeorar tu diagnóstico. Dicho lo cual, mantener una actitud positiva te hará más llevadero pasar por este trance.

Aceptar las emociones, positivas y negativas, forma parte de nuestra salud emocional, y mantener su equilibrio depende única y exclusivamente de ti. Cuidado con:

- Pensamientos tóxicos.
- Sentimiento de culpabilidad.
- Internet.
- Sabiduría popular que no esté contrastada con fuentes fidedignas.
- Medicina alternativa.

Por «pensamientos tóxicos» me refiero a que no existen en la actualidad estudios que confirmen que el cáncer esté vinculado a nuestras emociones ni que ellas sean las responsables del diagnóstico. Hay que ser muy precavidos con este tipo de sabiduría popular infundada y no contrastada. Tú no eres la responsable de padecer cáncer. La culpabilidad, querida, es un sentimiento que arrastramos con demasiada frecuencia ya sea en este caso como en otras situaciones. Nuestra mente necesita buscar un culpable para dar una explicación lógica o racional a algún acontecimiento que haya tenido lugar en nuestras vidas y que no responda a la razón. Y, en este caso, el cáncer no tiene una explicación emocional sino médica. Si quieres buscarle una explicación fidedigna, habla con tu doctor u oncólogo e infórmate, pero huye de Internet y de los consejos populares sin fundamentos médicos.

Por otra parte, la información que se publica en redes sociales o páginas web puede ser una fuente inagotable de sabiduría, pero también de ignorancia y de información no contrastada médicamente. Como bien te he dicho, si tienes cualquier duda es preferible que le consultes directamente a tu doctor, oncólogo o bien a alguna de las entidades y asociaciones contra el cáncer que te recomiendo al final del libro.

En referencia a los tratamientos alternativos, y por ello me refiero a todos aquellos que no estén prescritos por un médico facultado, existen para todos los gustos y colores. Si bien es cierto que ninguno de ellos sustituye al tratamiento oncológico prescrito médicamente, hay personas que anuncian tratamientos y curaciones alternativas que, aparte de ser extremadamente peligrosas para tu salud, no mejorarán tu diagnóstico ni acabarán con el cáncer. Ningún tratamiento, NINGUNO, sustituye al tratamiento oncológico pautado por un médico.

Las terapias y productos naturales complementarios al tratamiento oncológico que estés siguiendo podrían ayudarte a contrarrestar los posibles efectos secundarios del tratamiento siempre y cuando hayas consultado y consensuado su uso previamente con tu médico. Por «terapias naturales» me refiero a todas aquellas que no contengan sustancias nocivas ni tóxicas para el organismo ni sean perjudiciales para tu salud. Seguir una dieta rica en nutrientes adaptados al proceso en el que te encuentras, mantener una alimentación saludable —pautada por un nutricionista—, utilizar productos de cosmética natural y ecológica libre de parabenos y sulfatos o acudir a centros donde usan este tipo de productos. Por ejemplo, existen centros de estética y peluquería en los que el concepto de cuidar del cabello, la piel y las uñas está basado en la cosmética biológica. Los tratamientos que hacen, ya sean para el cabello —tintes, baños de color, mascarillas, champús o acondicionadores— o la piel o las uñas son cien por cien naturales.

Déjate asesorar por personas especializadas en cada sector y huye de todo aquello que prometa curaciones que tú y yo sabemos que son falsas. Cada vez se sabe más acerca del cáncer y se avanza médicamente en estudios y tratamientos oncológicos. De hecho, el tratamiento de quimioterapia no es tan fuerte como lo era hace unos años. Lo sé, puede que te parezca increíble, pero, en comparación con hace algunos años, los efectos secundarios como los vómitos y las náuseas han disminuido. Ello ha sido posible gracias a los avances en cuanto a la investigación y la mejora de los tratamientos oncológicos que se realizan y que tan solo son posibles en términos médicos.

10

EL DISTRÉS: LA RESPUESTA PSICOLÓGICA AL CÁNCER

||||||||||||||||||||||||||||||||||||||||||||||||||||||||||||

Los efectos secundarios del tratamiento oncológico no solo son visibles a nivel físico. Si me apuras, estos son los menos importantes. Los cambios emocionales y el impacto psicológico que el cáncer supone en nuestra vida y en nuestras emociones pueden aparecer ya sea a mitad del tratamiento oncológico o incluso una vez que lo hayas finalizado.

La aparición de trastornos ansiolíticos o depresivos tras completar el tratamiento oncológico es más común de lo que puedas pensar. El cuerpo y la mente se relajan y, por lo tanto, es un momento idóneo para que salgan a relucir las secuelas físicas y psicológicas que el tratamiento ha dejado a su paso.

El término «distrés» es la suma de dos estados psicológicos que quizá te sean familiares: ansiedad y depresión. Como te he dicho, los primeros síntomas pueden aparecer durante o tras el tratamiento oncológico y, en este caso, están directamente vinculados a la enfermedad, ya que nuestra mente ha estado expuesta a un estrés físico y emocional prolongado. Sin embargo, también cabe la posibilidad de que sufras alguna de estas patologías y que nada tengan que ver con el bicho. En cualquier caso, los síntomas más comunes que responden a ambas pueden ser:

- Falta de concentración.
- Somnolencia.
- Apatía.
- Irascibilidad.
- Vulnerabilidad.
- Disminución del deseo sexual.
- Tristeza.
- Jaquecas.
- Sensación de vómito.
- Dificultad respiratoria.

Los diferentes puntos descritos responden a la sintomatología provocada por la ansiedad o la depresión. En ambos casos cabe la posibilidad de que aparezcan en este momento de tu vida sin que te des cuenta, pero también es posible que no lo hagan. El hecho de que te hable de ellas no significa que vayas a vivirlas, pero, si se diese el caso, debes tener en cuenta cuáles son sus síntomas y saber dónde acudir para tratarlas.

En muchas ocasiones la ansiedad aparece antes que la depresión, y lo hace durante el tratamiento debido a la multitud de pruebas, intervenciones, información que recibimos y los tratamientos oncológicos que debemos seguir, que nos catapultan a un ritmo emocional y físico difícil de conciliar con nuestra rutina habitual. Ello puede traducirse en un estado ansioso con dificultad, por ejemplo, para dormir.

Por otra parte, podrías confundir los síntomas de la ansiedad con algunos provocados por la quimioterapia o radioterapia. En cualquier caso, y ante la duda, por favor háblalo directamente con tu oncólogo/a o psicooncólogo/a para que puedan ayudarte a tratarlos y equilibrar tu estado emocional. Quizás, aparte de apoyo psicológico, necesites tratamiento complementario para ayudarte a descansar. Recuerda que cuidarte física y emocionalmente es crucial para sobrellevar el tratamiento oncológico de la mejor de las maneras.

En capítulos anteriores te he hablado de la noria emocional en la que estarán subidas tus emociones durante un tiempo. El sistema límbico —relacionado con la gestión de las emociones— se activa tras el diagnóstico del cáncer. O lo que es lo mismo: durante esta etapa de tu vida, tu parte emocional no solo será más susceptible a cualquier cambio, sino que además tendrá más protagonismo que la racional. Por el contrario, tu capacidad racional para valorar lo que está ocurriendo e incluso para recibir información médica pasará a un segundo plano. Es muy normal que todo te afecte más que en otras ocasiones; tu vulnerabilidad está a flor de piel, al igual que tus emociones.

Por otra parte, la sensación de tristeza, apatía o incluso agresividad se puede manifestar al final del tratamiento o cuando este haya finalizado. Es el momento en el que despertamos emocionalmente del trance que hemos vivido y empezamos a ser conscientes de esta etapa. Justo esta conciencia psicológica puede dar pie a una sensación totalmente contraria que hayamos experimentado con anterioridad: la vulnerabilidad. La fuerza, la energía y el ánimo que hemos puesto para enfrentarnos al cáncer menguan de forma repentina una vez que hemos finalizado el tratamiento oncológico. Es entonces cuando nuestra mente se relaja y recuerda por lo que ha pasado. Expresar todas y cada una de las emociones negativas que tengamos es positivo, aunque ambos conceptos sean opuestos. Una vez más, liberarnos de toda aquella emoción que no nos aporte nada es avanzar en nuestro camino y dejar en el pasado lo que nos reste o divida.

Querida, no existe la forma perfecta de enfrentarse al cáncer, únicamente la tuya. Cada persona posee unas herramientas emocionales para sobrellevar lo mejor que pueda este momento u otros. Aceptar tus miedos, exponerlos, llorar, gritar o incluso mostrar la ira que puedas sentir: todo ello forma parte del período físico —excepcional— que estás viviendo. Date permiso para expresar tus emociones, sean del tipo que sean; todas y cada una de ellas son esenciales para tu crecimiento emocional.

¿Has oído hablar alguna vez de la inteligencia emocional? En términos que ambas podamos entender, se trata de un autoconocimiento de nuestro comportamiento emocional y de todo aquello que regula nuestras emociones y que, por lo tanto, nos mantiene en equilibrio. Además, la inteligencia emocional es importante para poder comprender las reacciones de las personas que nos rodean y tomar las decisiones adecuadas. Estoy segura de que más de una vez te habrás enfadado con alguna amiga o familiar y has contado hasta diez antes de decir cualquier barbaridad. Bien. Esto que parece tan sencillo es una señal de inteligencia emocional. Ser consciente de tu estado emocional y no tomar decisiones inadecuadas cuando este está alterado por la situación que sea es sinónimo de autoconocimiento emocional. No necesariamente tiene que ser una emoción negativa, también puede ser todo lo contrario. Cuando estamos muy contentos o excitados podemos tomar decisiones equivocadas dejándonos llevar por una falsa euforia.

Antes de acabar este capítulo y que pases al siguiente, me gustaría que pensaras en cómo te sientes ahora mismo. Si has notado alguno de los síntomas que he descrito. Si, por el contrario, estás más contenta que de costumbre o sientes una sobreexcitación que en ocasiones no puedes controlar. Quizá te cueste dormir por la noche o quieras pasarte el día en la cama por la mañana. Piensa en ello, nadie mejor que tú se conoce y nadie te va a querer más que tú misma.

Cuida de tu interior para que puedas lucir tu exterior.

11

CONSEJOS PARA MANTENER UN EQUILIBRIO EMOCIONAL ÓPTIMO

Siempre habrá algo que te inquiete. Esto es lo primero que debes tener claro: no existe el momento idóneo, la oportunidad perfecta o la pareja ideal. Todo y todos somos imperfectos, y precisamente esta es la base de nuestra belleza emocional y física; la que nos diferencia del resto y nos hace únicos. Si tu vida fuese «perfecta», y aquí entraríamos en el debate de qué es la perfección, sería un auténtico aburrimiento. Evidentemente no deseo que ni tú ni yo tengamos problemas mayores, y, por supuesto, el cáncer lo es. De acuerdo, pero nadie nos ha preguntado ni hemos tenido opción de escoger. Así es que esta es nuestra circunstancia y tenemos que enfrentarnos a ella. Lamentarse por ello es un derecho, y, una vez que lo hayas hecho, vamos a intentar ver la parte positiva —te aseguro que siempre hay algo que suma— de este momento.

Volviendo al tema sobre el concepto que tenemos de la perfección: esta no existe. Siempre encontramos algo, por pequeño que sea el detalle, que desdibuja esa escena o momento que estemos viviendo. También, claro está, esto depende de la persona y de la visión que tenga de los acontecimientos que vive. Por ejemplo, me hace mucha gracia cuando hablo sobre esto con alguna de mis amigas y les pregunto cuándo irán a aquella ciudad a la que siempre han deseado viajar o bien, si lo quieren, cuándo van a ser madres o dar un paso más en la relación con sus parejas o lanzarse y dar rienda suelta a su creatividad. La respuesta siempre es la misma: «Ahora no es el momento». A lo que yo les respondo: «Y ¿cuándo lo es?» El momento, querida, siempre es ahora y siempre está presente. Eso sí, con cabeza y mano izquierda. Con esto no pretendo animarte a que hagas barbaridades ni te lances al vacío sin antes preparar un buen paracaídas. Está bien ser impulsiva, pero siempre que el impulso, valga la redundancia, sea el adecuado.

Entonces, ¿por qué esperamos siempre el «gran momento» para dar el salto? ¿No será que ponemos el tiempo como excusa para no enfrentarnos a nuestros deseos más ocultos? ¿Aquellos que nos atemorizan e ilusionan a partes iguales? Ahora piensa: ¿conoces a alguien de tu alrededor cuya vida sea perfecta? Reformulo la pregunta: ¿conoces a alguien cuya vida sea perfecta? Estoy segura de que no, aunque su cuenta de *Instagram* diga todo lo contrario. Todos tenemos algo que nos preocupa. Evidentemente no en la misma escala de valores, pero no existe la vida ideal ni el momento perfecto. Existe el ahora y nuestro poder de decisión.

Por otra parte, me gustaría abordar un concepto que precisamente habla de la capacidad de las personas de sacar algo positivo de las experiencias negativas o traumáticas: la resiliencia. Es un término de psicología que me encanta y que adquiere un significado muy importante en mi vida desde bien joven. Pero hablemos del momento que nos ocupa y de cómo ser resiliente. La resiliencia se aprende a base de experiencias. Es una capacidad innata en el ser humano que ponemos en práctica cuando nos vemos expuestos a situaciones límite o de riesgo físico o emocional. Es cierto que no todas las personas desarrollan esta capacidad, pero estoy segura de que tú encontrarás la manera de hacerlo.

Llámame optimista, pero creo firmemente que de casi todas las situaciones que vivimos podemos obtener un aprendizaje en positivo. Me gustaría matizar que aprender de las experiencias vitales no siempre ocurre en el momento en el que las vivimos, y que estas experiencias, como tales, no tienen por qué ser precisamente positivas. Te pondré otro ejemplo: mientras me administraban la quimioterapia, siempre iba al hospital de día acompañada por algún familiar o amigo. Pasar cinco horas tumbada en un sofá es una verdadera lata, las cosas como son. Pero si mientras estaba chutándome la quimio escuchaba música, leía una revista o mantenía una conversación con mi amiga o mi primo, el nivel de coñazo máximo se reducía. Uno de los chutes que recuerdo con más cariño —léase «cariño al chute» con toda la ironía del mundo— fue junto a uno de mis primos. Difícilmente nos veíamos salvo en acontecimientos familiares, pero, «gracias» al chute de quimio al que me acompañó en el hospital, pudimos mantener una conversación de casi cinco horas en las que nos contamos absolutamente de todo y desconectamos por completo de la realidad y, sobre todo, del cáncer.

En ocasiones es necesario que transcurra cierto tiempo para que podamos valorar las experiencias vitales con perspectiva y sin que nos dañen. Compartir nuestra alegría, tristeza, vivencias, noticias —positivas o negativas—, expresar nuestros sentimientos con nuestro círculo, los logros, las decepciones..., todo ello forma parte de la resiliencia, de explorar nuestro mundo emocional y crecer junto a las personas que queremos y que nos quieren. La felicidad no es sinónimo de triunfo, sino de equilibrio, armonía y paz interior con uno mismo y con los demás.

Aprender a convivir con nuestras carencias y exaltar nuestras virtudes. Hay situaciones en la vida que no se superan, y, sinceramente, tampoco creo que tengamos que hacerlo. Más bien se trata de encontrar la manera de conciliar nuestro día a día con aquello que nos ha marcado emocionalmente. La vida es un continuo aprendizaje en el que tú decides con qué te quedas y de qué prescindes.

12

ASERTIVIDAD

||||||||||||||||||||||||||||||||||

O el arte de decir no. ¿Cuándo fue la última vez que dijiste «no» a alguien? Reformulo la pregunta: ¿cuándo fue la última vez que dijiste «no» a alguien sin sentirte culpable por ello? La asertividad consiste en expresar tu opinión, tus valores o tus decisiones siendo fiel a ti misma sin que ello suponga un conflicto para ti ni para los demás. Me explico. Una amiga te propone ir a cenar un jueves por la noche. Ha tenido un día horrible en el trabajo, ha discutido con su pareja y necesita desahogarse. Tú, por el contrario, llevas toda la semana con mucha carga de trabajo, es tu único día libre de la semana para relajarte y necesitas descansar. De acuerdo, la situación es algo forzada, pero podría ocurrir perfectamente. ¿Qué pasaría si le dijeses a tu amiga que en lugar de quedar el jueves os vierais el fin de semana? No tienes por qué estar disponible al cien por cien siempre y para todo el mundo. Recuerda la regla de la autoestima:

«Cuídate tú para poder cuidar del resto.»

Ser sincero no es sinónimo de ser maleducado. Con esto quiero decir que expresar nuestra opinión no tiene por qué molestar o herir los sentimientos de nadie si se sabe cómo hacerlo. Según mi abuelo Andrés, que es un sabio, siempre hay que actuar con mano izquierda. O sea, que si no te apetece algún plan o no te parece bien un comentario que alguien haya hecho, sea de la persona que sea, puedes —y debes— expresar tu opinión sin que esta provoque un conflicto emocional entre esa/s persona/s y tú. Te pondré un ejemplo (estúpido, pero un ejemplo): tu suegra quiere ofrecerte una olla de potaje que ha cocinado durante toda la mañana del sábado. Tú detestas el potaje y además tienes previsto comerte unas lentejas que tu madre te dio anoche. Respuesta: «Te lo agradezco en el alma (o mucho), sé que lo has preparado con todo tu cariño, y otro día» —chica, es tu suegra y tendrás que pasar por el aro tarde o temprano— «lo pruebo seguro, pero resulta que ayer mi madre me preparó unas lentejas para comer hoy. Muchas gracias de todos modos, seguro que está delicioso». Chin pun. Esto último lo he añadido yo. No hace falta añadir nada más a tu discurso ni excusarte, porque entonces la mano izquierda, la asertividad y todo lo que hayas hecho antes se va al traste, tu suegra se ofende, tu madre se enfada y acabas comiéndote el potaje y cenando las lentejas.

Pero volvamos al tema de la asertividad y del momento vital que vives ahora. Es muy probable que durante este período recibas más llamadas, mensajes o visitas de lo que estés acostumbrada. Quizá te guste sentirte acompañada o puede que todo lo contario. Entonces, ¿qué pasa si no te apetece recibir en casa a la hermana de tu cuñada que quiere verte y darte ánimos? Pues nada. ¿Y si el primo de tu amiga pasó por la misma enfermedad y quiere compartir contigo algunos consejos y a ti no te interesan? Pues nada. ¿Y si no te apetece contestar la llamada de tu amiga para preguntarte, cinco minutos después de la quimio, qué tal te ha ido el día? Pues nada. Estás en tu pleno derecho de ver, hablar y recibir a quien quieras. Y añado: no solo ahora, sino siempre. No olvides que se puede ser sincera sin herir los sentimientos del interlocutor. De nuevo el concepto de «mano izquierda». Es preferible que hables con claridad y seas honesta con los demás y contigo misma a que contengas tus emociones u opiniones. Tu mente es como una olla a presión que tiene que ir liberando tensiones en vez de acumularlas. Así es que, si no te encuentras bien para hablar con alguien o no te apetece recibir visitas, dilo sin remordimientos. Tu entorno lo comprenderá. Ahora solo hace falta que lo hagas tú también.

Por último, me gustaría que juntas replanteáramos el momento que estás viviendo. Sí, ya sé que no es el mejor momento de tu vida. De acuerdo, avancemos. Si no puedes cambiar la realidad, adáptate a ella. Dale la vuelta. ¿Y si en lugar de un período de recuperación nos planteamos esta etapa de tu vida como una etapa de transición? Un tiempo en el que podrás meditar, recapacitar, cuidarte. Exacto. Probablemente no te hayas planteado esta idea, pero ahora tienes la «oportunidad» de hacer y deshacer, replantearte tu rutina y dedicarte a todo aquello que te hace feliz. Los mejores placeres de la vida no son caros, ni se cuantifican. Ocurren a diario, sin que apenas seamos conscientes de que ocurren. Contrariamente a lo que la gente piensa, no es necesario que ocurra ningún acontecimiento negativo para que seamos capaces de valorar lo que tenemos. Pero, oye, ya que ha ocurrido, vamos a poner la lupa a tu vida y a hacer una lista de todas las pequeñas cosas que te arrancan una sonrisa y te aportan una chispa de ilusión. Esa, mi querida amiga, no tienes que perderla nunca.

Te pondré un ejemplo para que puedas comprender de qué te hablo. Por placeres cotidianos me refiero al más importante de ellos: el tiempo. Pasar tiempo junto a mi familia —mi hija, mi pareja— es un regalo que recibo a diario. Tener la oportunidad de jugar con mi pequeña. Tomar una copa de vino junto a mi pareja y charlar con música de fondo. Incluso, te diría, que sacar a pasear a mi perro es un placer que (casi) disfruto a diario. Realmente las cosas materiales no me aportan nada, salvo un instante efímero de felicidad. Si lo piensas bien, los recuerdos están formados por instantes de felicidad compartidos con nuestros seres queridos. La ilusión de compartir con las personas que queremos nuestro tiempo, tener la oportunidad de dedicarnos a aquello que amamos, ser conscientes de lo afortunados que somos. Quizá no te hayas planteado antes que un simple despertar es un acto de suerte. Comer (y aquí añado: y que te siente bien al estómago). VIVIR, en mayúsculas, como queramos, como podamos, pero vivir. Esa es la meta de nuestra vida.

Y ahora dime, amiga: ¿qué momentos, vivencias, personas y aficiones suman momentos de felicidad a tu vida?

Anótalos en la siguiente tabla.

Ejemplo: escribir

EL TRATAMIENTO ONCOLÓGICO

||||||||||||||||||||||||||||||||||||||||||||||||

«Antes empiezas, antes acabas.»

1

LAS PRUEBAS

IIIIIIIIIIIIIIIIIIIIIIIIIIIIIIIIIIIII

Grosso modo, estas son las pruebas por las que pasarás a lo largo del tratamiento oncológico que vas a iniciar. Algunas de ellas se realizan antes de iniciar el tratamiento, como por ejemplo una analítica completa o bien la resonancia, y otras, en cambio, se hacen entre sesión y sesión de quimioterapia y antes de pasar a la siguiente fase, como es la radioterapia. Todo ello está diseñado para mantener un control fidedigno de tu evolución y la respuesta de tu organismo al tratamiento que te han pautado. A alguna de mis compañeras de vía, tras recibir los resultados de una resonancia, tuvieron que modificarle el tratamiento de quimioterapia. No te asustes. Precisamente estos controles sirven para esto: continuar o modificar el tratamiento personalizado para atacar y acabar con el bicho.

Una vez que hayas finalizado todo el proceso oncológico con los tratamientos que te hayan pautado, seguirás pasando, como los coches, por ITV (revisiones periódicas), para controlar que todo continúa bien. Las primeras revisiones se realizan cada seis meses, después pasan a ser anuales, luego a los dos años, y, por fin, te dan el alta a los cinco años tras el diagnóstico de cáncer.

Como paciente, voy a hablarte de las pruebas que te harán en términos que ambas entendamos:

- **Ecografía**
  - Paralelismo: cómo untarte mantequilla.
  - Te untan un líquido viscoso por el pecho para ver si hay ganglios afectados en el pecho y las axilas.
  - Escala de dolor 1/10: 0.

- **Mamografía**
  - Paralelismo: apisonadora de pechos.
  - Una apisonadora te machaca el pecho y mientras aguantas la respiración te hacen una fotografía del pecho aplastado (sin sonreír).
  - Escala de dolor 1/10: 7.

- **Resonancia:**
  - Paralelismo: localizador de bicho.
  - Nivel de ruido: una máquina del tiempo con luces a la vez que el vecino taladra la pared e intenta colgar un cuadro con un martillo.
  - Pueden inyectarte contraste: es un líquido frío que recorre tu cuerpo.
  - Escala de dolor 1/10: 6.
  - Sensación de claustrofobia 1/10: 8.

- **Biopsia:**
  - Paralelismo: el taladro.
  - Una punción en los tumores antes de la quimioterapia para determinar su tipología.
  - Escala de dolor 1/10: 9.

- **Analítica:**
  - Paralelismo: control del ejército de tus defensas.

- Pinchacito en vena antes de cada chute de quimioterapia.
- Escala de dolor 1/10: 5.

- **Electrocardiograma:**
  - Paralelismo: un paseo por tu corazón durante el tratamiento oncológico.
  - Nivel de aceptación/afectación del tratamiento en tu corazón.
  - Escala de dolor 1/10: 0.

- **Estudio genético:**
  - Paralelismo: fotografía familiar al finalizar el tratamiento oncológico.
  - Cuestionario completo e historia clínica familiar.
  - Analítica completa.
  - Escala de dolor 1/10: 5.

Todas y cada una de las pruebas que te he mencionado son importantes para el éxito del tratamiento oncológico. Sin embargo, una de las pruebas que resaltaría sería el estudio genético. Esta última prueba determina si el tumor o los tumores detectados pueden aparecer en otros órganos y si hay una predisposición genética, es decir, si existe algún riesgo de que estos se den en algún miembro de tu familia. Como te he dicho, el control es absoluto, y es necesario obtener toda la información médica posible para adelantarnos ante cualquier riesgo, si lo hubiese, y atacar al cáncer con antelación. Por supuesto que el mero hecho de pasar por esta prueba no significa que esto ocurra, pero, si así fuese, tener información relativa a ello es ya un paso inmenso para el inicio de cualquier tratamiento.

2

LA QUIMIOTERAPIA

||||||||||||||||||||||||||||||||||||||||||||||||||

No voy a desvelarte nada de lo que ya te hayan informado sobre la quimio. En cambio, voy a compartir contigo algunos truquillos que quizá te sirvan para pasar esos días postchute algo mejor. Yo lo veo así: un chute de quimio = un chute de vida. También me gusta hablar de la Sala de Vida en lugar del hospital de día. Un cambio de concepto es un cambio de perspectiva de lo que estamos viviendo, ¿no te parece?

Como te iba diciendo, lo bueno de saber qué días irás a la quimio es que puedes prepararte para ello antes (te habrán dado una hoja de ruta en la que te habrán pautado las sesiones). Yo empecé por la quimio suave o también conocida como «semanal». Lo de suave no sé de dónde viene, porque de suave ya te adelanto que no tiene nada; lo único es que, a diferencia de la quimio de veintiún días, sus efectos en nuestro cuerpo duran unos días menos.

El jarabe mágico

Me gusta llamarle «jarabe» porque algo de mágico tiene: está hecho para curar. Sus efectos secundarios son de lo más diversos. Te detallaré algunos de ellos más adelante para que puedas hacerte una idea. Cada persona tolera de manera distinta el tratamiento de quimioterapia, aunque existe un nexo común en todas las personas que hemos pasado por ella: acabamos detestándola. De la quimioterapia, *grosso modo*, tienes que saber que se ha avanzado mucho. Los pacientes hemos pasado de vomitar como la niña de *El exorcista* a tener un ligero dolor de estómago. Esto se debe a que minutos antes de cada chute nos administran por vena una medicación específica para prevenir las náuseas o los vómitos. A pesar de que la quimioterapia continúa siendo un tratamiento duro en cuanto a efectos secundarios se refiere, es el que está diseñado para destruir al bicho.

Para que puedas hacerte una idea de lo que se siente tras un chute de quimioterapia, te lo mostraré con una sencilla operación matemática:

Gripe + resaca + gastroenteritis + agujetas + vértigo + jaqueca = quimio

Qué es y para qué sirve

El tratamiento de quimioterapia está diseñado para, además de acabar con las células cancerígenas, evitar que estas se reproduzcan. Se administra por vena y existen tres opciones para administrarla:

- Vía por sesión de quimio: pinchazo en vena puntual en cada sesión.
- Port-a-Cath®: acceso venoso para todo el tratamiento oncológico; precisa de una pequeña cirugía para colocarlo y requiere un mantenimiento de cinco años en el hospital.

- PICC: vía en vena que se mantiene durante todo el proceso de quimioterapia.

Actualmente, la quimio está adecuada a cada paciente, según sea su historia clínica y los tumores que le hayan diagnosticado. Además, el tratamiento oncológico y su duración varían según el paciente, así como los posibles efectos secundarios que puedan producirse en el organismo. Una de las preguntas que más me inquietaban antes del primer chute de quimio era saber qué sentiría, cómo reaccionaría mi cuerpo y cuándo empezaría a notar los efectos secundarios físicos del chute. Luego te hablaré de los psicológicos, porque también los hay.

Sònia, mi oncóloga, me facilitó una hoja del hospital Mutua de Terrassa en la que se enumeraban los posibles efectos secundarios que podía tener tras el chute de quimio. Por cierto, antes de que continúe con este tema, te aconsejo que tengas a mano una carpeta tamaño din A-4 en la que puedas ir archivando las citas, las pruebas y los resultados que te vayan dando durante este período. Te facilitará mucho la vida tener localizados todos los documentos relativos al bicho y evitarás que se traspapelen documentos importantes.

Efectos secundarios físicos de la quimioterapia

- A excepción de la caída del cabello, el resto de los efectos secundarios varían según el paciente:
- Sensación de mareo.
- Náuseas o vómitos.
- Fiebre.
- Caída del cabello.

- Hormigueo en los dedos.
- Agotamiento.
- Lagrimeo en los ojos.
- Piel alterada.
- Debilidad de las uñas.
- Cansancio, sensación de agotamiento.
- Interrupción o alteración de la menstruación. Sofocos.
- Flebitis.

3

OTROS POSIBLES EFECTOS SECUNDARIOS DE LA QUIMIO

|||||||||||||||||||||||||||||||||||||

Estos son los de cosecha propia, los que he ido anotando y comentado con mis compañeras de vía y que yo misma he percibido. Aquellas sensaciones y efectos de los que nadie te habla pero que existen.

Olfato más desarrollado

Tanto para bien como para mal. Los olores pueden jugarte más de una mala pasada, los agradables y los no tan agradables. Los primeros, como los perfumes, pueden echarte para atrás aunque sean de lo mejorcito del mercado. Los otros (olor a cloaca, pedos, lavabo, humedad, sudor, etc.) los olerás a kilómetros. Te aconsejo que lleves un pañuelo de tela impregnado de algún olor que sea agradable para ti y que puedas oler cuando te encuentres en alguna de estas situaciones.

Señor Roca

En ocasiones irás con mucha asiduidad al baño y en otras desearías más que nada visitarlo. Te aconsejo que comas mucha fruta (por ejemplo, kiwi) si estás estreñida. Las toallitas húmedas íntimas evitarán que se te irrite el tercer ojo. Si tienes hijos sabrás de lo que te hablo, y si no, nunca es tarde para descubrir las maravillosas propiedades de la pasta al agua, también conocida como «crema de pañal de bebés». Puedes encontrarla en cualquier farmacia o supermercado. Cuando me encontraba a mitad del tratamiento de quimioterapia, mi ojete —¿te parece si dejamos los formalismos para los formales?— parecía el ojo de Mordor de *El señor de los anillos*. Fue entonces cuando me unté —literalmente— con la crema de pasta al agua de mi hija y fue mano de santo. Pruébalo, lo peor que te puede pasar es que parezcas *Copito de nieve*, pero a estas alturas de la película esto tiene que resbalarte.

Sexo sí, sexo no

Sobre esta cuestión te hablaré unos capítulos más adelante, pero, para avanzarte algún detalle, puede que la quimioterapia te produzca total inapetencia sexual o todo lo contrario. En un coloquio sobre la sexualidad durante el cáncer, organizado en el Hospital de Sant Pau de Barcelona, en el que participé, debatimos justamente este punto. Hay pacientes, como fue mi caso, en que la apetencia sexual aumenta. Tenía el sistema nervioso muy alterado y mi apetito sexual también lo estaba. Comentarlo con la psicooncóloga me ayudó a sentirme mejor y aceptar este efecto secundario como parte del proceso que estaba viviendo sin tener que avergonzarme por ello. Si, por el contrario, tu libido está en el subsuelo del subsuelo, tranquila, ya habrá tiempo para ponerte al día una vez que hayas acabado con el bicho.

Sabor, sabor

El sabor de las bebidas, como el agua, puede variar, y te parecerá que estás dándole lametazos a una barra de metal. El truco para que no lo notes tanto es que la bebida, sea cual sea, esté bien fría. Eso sí, si tienes hipersensibilidad dental, es mejor que las bebidas estén del tiempo y evites contrastes de temperatura frío calor.

Neblina mental o *chemo brain*

La pérdida de memoria, sensación de despiste y falta de concentración son efectos secundarios que hasta hace poco se obviaban. Recientemente se han realizado estudios sobre estos efectos secundarios. Si notas que estás más despistada que de costumbre o tienes dificultades para recordar detalles, nombres, planes o incluso palabras, es totalmente normal. Aparte de acumular datos y pruebas, tienes que añadir el cansancio y agotamiento derivado del proceso oncológico en el que te encuentras. Los efectos de los tratamientos a los que te sometes se perciben tanto a nivel físico como mental, y su repercusión en nuestro organismo aumenta día tras día. Recuerda que tu cuerpo está trabajando y ello afecta directamente a tu estado físico y emocional.

La noria emocional

Euforia, tristeza, apatía, hipersensibilidad, rabia, alegría, *shock*. Cada día puede ser una emoción: acéptalas tal cual vengan. Ante cualquier duda, síntoma o malestar, debes acudir al hospital de día para que el equipo médico te examine o bien ir a urgencias directamente.

Recuerda que todos los efectos secundarios descritos están sujetos a la tolerancia de cada paciente y no todos percibimos de la misma forma su comportamiento en nuestro cuerpo. Los efectos secundarios tras el chute se prolongarán durante unos días —dependiendo del tipo de quimioterapia que te hayan administrado—, y el resto del tiempo, querida, puedes hacer vida normal.

4

¿DUELE?

IIIIIIIIIIIIIIIIIIIII

Tengo dos noticias para ti. La buena es que, a diferencia de una gripe, con la quimio fuerte puedes prepararte mental y físicamente previendo algunos de sus efectos secundarios. La mala, ya lo sabes, es que tienes que vivir esos días postchute. Pero yo te voy a ayudar a que sean lo menos insufribles posible. El objetivo de la quimioterapia, ya sea la suave o la fuerte, es que puedas enfrentarte a esta enfermedad de la mejor manera y mantener, en la medida de lo posible, una buena calidad de vida durante el proceso.

No duele, ni huele, ni es algo tan diferente a hacerte una analítica de sangre. La quimioterapia es, para entendernos, un líquido que te inyectan por vena en una sala de hospital. Un chute puede durar entre dos y cinco horas, y cada uno de ellos es diferente según el caso, el paciente y el tipo de tratamiento que te hayan pautado.

Tal y como te he comentado antes, tienes la posibilidad de que te chuten la quimio a través de un Port-a-Cath® (un dispositivo permanente en tu cuerpo que facilita la extracción de sangre así como la administración de medicamentos o, en este caso, la quimio), o bien por vena en cada sesión o, por último, por un PICC (es como tener la vía puesta en la vena durante todo el tratamiento de quimioterapia). De todo esto te informarán el primer día en el hospital de día donde te administren la quimio. Las enfermeras —esos ángeles de bata blanca que cuidarán de tus venas y de que te sientas a gusto mientras estés allí— te darán a escoger entre estas opciones: quimio administrada por vena —con pinchazo en cada sesión—, a través del Port-a-Cath® o por PICC. Tú eliges. Depende de cómo tengas las venas. ¿Cómo puedes saberlo? Fácil. Cuando te han hecho una extracción de sangre (analítica), ¿les ha costado encontrarte las venas? En mi caso, escogí la opción de venapinchazo por sesión de quimioterapia. Tengo que decirte, modestia aparte, que mis venas eran maravillosas, pero acabaron secas como un desierto, con dolor muscular, infecciones —celulitis infecciosa, linfedema— y más de un moratón en el brazo. Tranquila, es normal. Son demasiados pinchazos en pocos meses y nuestras venas se resienten. Al cabo de los años las venas se recuperan. Es como un río que pierde cauce y se va secando. Si, por el contrario, escoges la opción del Port-a-Cath®, debes saber que te ahorrarás los pinchazos cada vez que acudas al hospital para chutarte la quimio. Sin embargo, este sistema requiere de una pequeña intervención para colocarlo —se realiza antes de iniciar el tratamiento de quimioterapia—, además de un mantenimiento, y tendrás que llevarlo —literalmente— en tu cuerpo durante un período de cinco años.

Lo sé. Demasiadas decisiones. *Ommmmm*. Respira. No tienes por qué decidirlo ahora. En mi caso, empecé el tratamiento de quimioterapia semanal, también conocida como «suave». De suave, ya te aviso, no tiene nada. A diferencia de la fuerte —quimioterapia que se administra cada veintiún días—, esta quimio se administra una vez por semana y sus efectos secundarios duran menos días. ¿Has viajado alguna vez en barco? ¿Has tenido la sensación de estar en un globo con los oídos tapados? Los primeros efectos que notarás serán una sensación de mareo, cansancio y mucho pero que mucho sueño. Durante las semanas en las que me sometí a este tipo de quimioterapia, salía del hospital e iba directa a casa. Bebía agua, comía algo que mi estómago pudiese tolerar —si es posible, alimentos ligeros y nada copiosos—, me tumbaba en el sofá y a descansar. Recuerdo que uno de esos días entré en un sueño tan profundo que tardé horas en despertar. El cuerpo necesita reposar mientras nuestro organismo le planta cara al bicho.

Consejo 1

Es muy importante que ingieras muchos líquidos (preferiblemente agua o bebidas carbónicas). En mi caso opté por una marca conocida de cola. Eso sí, antes de ingerir cualquier líquido con azúcares añadidos, por favor, consúltalo con tu médico, oncólogo o con un nutricionista. Recuerda esperar entre quince y treinta minutos después de la ingesta de líquidos y antes de recostarte, ya sea en la cama o en el sofá. Durante este período es muy común tener náuseas; por este motivo es preferible que esperes unos minutos antes de descansar, para evitar reflujos, ya que la comida, querida, igual que baja a nuestro estómago vuelve a subir.

En este momento, tu organismo necesita que lo mantengas con un nivel excelente de hidratación. Ingerir bebidas carbónicas ayuda a suavizar la sensación de mareo, rebajar el dolor de estómago y evitar la sensación de náuseas o vómitos.

Consejo 2

La inflamación de las venas durante la quimioterapia, conocida como «flebitis», es muy dolorosa. Tal y como ya te he mencionado, tus venas van a ser las conductoras que permitirán que el jarabe mágico llegue a todas las partes de tu cuerpo (serrano). Es como si fuese una autopista de curación en la que tus venas se encargarán de que al bicho no le quede ningún rincón donde esconderse y puedas acabar con él. Por lo tanto, querida, tenemos que cuidarlas y mimarlas mucho.

En caso de inflamación de las venas, dolor muscular del brazo en el que te han administrado la quimioterapia, fiebre o algún cambio de tonalidad en la piel del brazo en el que te hayan colocado la vía o en la zona en la que te hayan detectado el tumor, acude inmediatamente al hospital de día, al CAP o a urgencias.

El Agua de Burow (una solución que se prepara en farmacias y que la receta previamente un médico) será como agua bendita para ti. Te recomiendo que preguntes por ella en tu hospital de día; las enfermeras te la aconsejarán e incluso es muy posible que te ofrezcan algún envase para que la puedas probar.

Tratamiento casero para la flebitis
(inflamación de las venas)

Para este tratamiento necesitarás

- Gasas.
- Agua de Burow.

Puedes hacerlo sola o con la ayuda de algún familiar o amigo. Es muy sencillo. Tan solo tienes que impregnar las gasas —si es posible, que sean de las más grandes— con el Agua de Burow. Puedes hacerlo de dos maneras: bien empapándolas totalmente antes de colocarlas en el brazo que tengas dolorido, bien colocándolas antes sobre el brazo y vertiendo luego la solución directamente sobre la gasa. Deja que la solución te impregne la piel y que poco a poco se vaya secando. En pocos minutos notarás una leve mejoría que irá en aumento. Puedes repetir este proceso varias veces al día, hasta que la flebitis haya remitido y el color de tu piel vuelva a ser el mismo.

En algunos casos, aparte de usar esta solución, el médico u oncólogo te recetará un tratamiento antiinflamatorio y/o antibiótico en caso de que haya infección en la piel (celulitis infecciosa). La piel es el órgano más grande de nuestro cuerpo, la que lo recubre y defiende de cualquier agresión. Es importante que cuidemos de ella para que nos pueda seguir protegiendo. Una vez que te hayas recuperado, te recomiendo que utilices cremas hidratantes aptas —libres de parabenos, sales de aluminio y/o sulfatos— y masajees e hidrates tu piel a diario.

Tratamiento casero para dolor muscular o inflamación del brazo

Para este tratamiento necesitarás:

- Aceite vegetal de almendras dulces, manteca de karité o crema corporal hidratante.
- Ungüento de bálsamo de tigre (puedes encontrarlo en cualquier herboristería o en tiendas de deporte).

El bálsamo de tigre, además de refrescarte, te ayudará a mejorar la circulación de la sangre y es ideal para utilizar junto a un aceite vegetal o una crema corporal. Una vez que hayas mezclado ambos productos, masajea la zona a tratar. Basta con utilizar un poco de producto de bálsamo de tigre, ya que es muy concentrado y notarás rápidamente sus efectos en la piel.

5

PREPARA TU KSB:
KIT DE SUPERVIVENCIA BÁSICO

||||||||||||||||||||||||||||||||||||||||||||||||||||||||||||||||||||||||||||

Puede que la expresión te parezca exagerada, pero, créeme, no lo es. Vamos a crear tu propio KSB —kit de supervivencia básico— para los días postchute. Lo primero y más importante que debemos saber es en qué momento te encuentras del tratamiento: si te van a administrar la quimio de veintiún días (fuerte) o la semanal (suave). Básicamente es para prever durante cuántos días vas a tener que organizarte después del chute. Tal y como te he comentado en capítulos anteriores, la parte positiva de saber las fechas en las que te administrarán la quimio es que puedes avanzarte y poner orden en tu vida antes.

Qué vas a necesitar
para tu kit de supervivencia básico

Cuando me refiero a preparar tu KSB —habrás notado que me gusta utilizar esta abreviatura porque le da más *glamour*—, no digo que te vayas a vivir a una isla desierta. Lo prioritario eres tú, así es que vamos a llenar el carrito de tu KSB prechute con lo básico.

El círculo

Te he hablado antes de él, pero te hago un recordatorio: ¿quiénes son las personas que están presentes en tu día a día y que pueden echarte una mano? Si es posible, que no sea al cuello. Las hay que en lugar de ayudar entorpecen nuestro camino. Estas, querida, no nos interesan ni ahora ni nunca. Como te decía, tira de círculo y organiza con esas personas cercanas —y que tengan disponibilidad— los días postchute para que puedas descansar y tomarte tu tiempo. Por ayudar me refiero a: acompañarte al chute, colaborar en casa, ir a comprar, hacerte compañía, poner lavadoras, sacar al perro, al gato o al guacamayo, atender llamadas cuando no puedas contestar e informar de cómo te encuentras, mimarte, cuidarte, darte ánimos, respetar tu silencio. Sí, respetar tu silencio. En ocasiones, los demás intentan llenar vacíos con palabras faltas de significado, cuando en realidad necesitamos que simplemente nos cojan de la mano, nos hagan saber que están a nuestro lado y nos respeten.

Por otra parte, no basta con que cuides de tu cuerpo: tu salud emocional es igual de importante que tu estado físico porque de ella dependerá que te enfrentes con más o menos fuerza a los efectos secundarios de la quimioterapia.

El consejo

Rellena este cuadro con los nombres, teléfonos de contacto y disponibilidad (horaria y semanal) de tu círculo. Visualmente será más sencillo para ti y para tu círculo saber qué personas estarán a tu lado, en qué momento y dónde podéis localizarlas. No olvides apuntar otros teléfonos de interés, como por ejemplo el del hospital de día que puedas necesitar, tú o la persona que te ayude, para realizar cualquier consulta.

Nombre	Contacto	Disponibilidad

Alimentación

Tus defensas tienen que estar bien altas para poder enfrentarse al chute, y eso significa que los alimentos que ingieras tienen que aportarte las vitaminas, las proteínas y los nutrientes necesarios para sobrellevar mejor los efectos secundarios del tratamiento. Mi consejo es que comas lo que te apetezca y lo que buenamente puedas, siempre en pequeñas cantidades pero seguidas.

En este apartado entramos en el debate de azúcares añadidos sí azúcares añadidos no, dieta sana (*in corpore sano*) y demás. En caso de que quieras seguir una dieta acorde con el proceso oncológico que estás viviendo y cuidar específicamente de tu alimentación, acude a un nutricionista o médico especializado para que te asesore y paute una dieta equilibrada. Si, por el contrario, no te planteas ninguna dieta en concreto, mi consejo es que comas lo que el estómago te permita. Es muy probable que durante los meses en los que te administran quimio notes cambios en el paladar: lo que antes te gustaba ahora lo detestas. Que no cunda el pánico, es lo más normal. Si has estado embarazada, estos síntomas te recordarán a los del embarazo, y, si no, ya te adelanto que se parecen bastante. Tu KSB de alimentación es una previsión de las comidas que harás en los días postchute. Si tienes a alguien de tu círculo que pueda encargarse de este apartado, estupendo. Si, por el contrario, tienes que hacerlo tú, tira de táperes y platos precocinados —que tú misma puedes preparar días antes del chute— listos para calentar y comer.

Recuerda que durante los días después del chute tu cuerpo necesitará descansar, y es la manera de ahorrarte trabajo extra y dedicarte a recuperarte. Sé previsora y llena tu nevera de todos los alimentos que sabes a ciencia cierta que te sentarán bien. En caso de que no hayas podido prepararlo con anticipación, haz una lista de los alimentos y bebidas que tu organismo tolere mejor y delega a alguien de tu círculo para que los compre.

6

EL TRUCO DEL ALMENDRUCO

||||||||||||||||||||||||||||||||||||||||||||||||||||||||||||||||||||||||

Pese a que la quimio tienes que pasarla y que no hay nada que pueda ahorrarte experimentar sus efectos secundarios, existen algunos trucos que te facilitarán la vida y te harán sentir mejor durante los días en los que estés en pleno apogeo tras el chute.

Los táperes

Unos días antes de ir a mi sesión de quimioterapia, me dejaba preparados táperes listos para sacar de la nevera y calentar.

Caramelos

La quimioterapia puede ocasionarte sequedad bucal, y los caramelos —sin azúcares añadidos, especialmente los de limón— te harán salivar además de aportarle frescor a tu aliento e hidratar las mucosas de la boca. Te aconsejo que lleves unos cuantos caramelos en el bolso, y sobre todo que no te olvides de ellos durante la sesión de quimio. Puedes comprarlos en herboristerías, donde suelen tener productos más naturales.

Frutos secos

Son ideales para darte un chute de energía y subirte el ánimo y la tensión a cualquier hora del día. Durante la quimioterapia se suele tener la tensión más baja, y es posible que tengas sensación de mareo. Tira de ellos.

Caldo depurativo

La receta de este caldo es muy sencillita, no necesitas ser cocinillas para prepararlo. Es muy útil y sirve para depurar toxinas antes y después de cada chute, además de tener un efecto drenante natural en tu organismo.

¿Qué necesitas?

- Un litro de agua.
- Cebolla.
- Apio.
- Perejil.
- Una olla.

Enciende el fuego, la vitro o la inducción. Vierte el litro de agua en la olla y deja que se vaya calentando. Mientras esperas, pela la cebolla y el apio y pásalos por agua junto al perejil. Una vez que el agua haya empezado a hervir, añade la cebolla, el apio y el perejil. Deja que hiervan durante treinta minutos aproximadamente y después cuela el caldo. Puedes verter el caldo en una botella, si es posible de cristal para evitar el sabor a plástico, o bien en otra olla. Muy importante: no le añadas sal. Te preguntarás dónde está la gracia de este caldo que, como ya debes imaginar, sabe a cebolla, apio y perejil. En realidad, desde un punto de vista gastronómico, no tiene ningún secreto, si no fuese por el efecto depurativo que genera en nuestro organismo. Este caldo está especialmente indicado para eliminar las toxinas que la quimio deja en nuestro cuerpo, tiene un efecto depurativo y te ayudará a drenar, o sea, visitar al señor Roca de una forma totalmente natural sin perjudicar a tu estómago ni a tus riñones. Para matarle un poco el sabor, puedes dejarlo enfriar en la nevera e ir bebiéndolo poco a poco, a pequeños sorbos. Lo ideal es que bebas un litro de caldo depurativo antes del chute y uno más tras él.

Bebidas carbónicas o agua a tutiplén

Al igual que en el apartado de alimentación, es sumamente importante que te mantengas hidratada. Beber un litro y medio de agua al día —como mínimo— debe ser una rutina que repitas a diario. Además de beber agua, te aconsejo que tomes bebidas carbónicas. Una bebida de cola, créeme, será jarabe para tu estómago durante estos días y te facilitará la digestión además de evitarte más de un mareo o bajadas de tensión. Eso sí, te sugiero que tomes todos estos líquidos (agua, bebidas carbónicas, caldos, etc.) fuera de las horas de las comidas y si es posible en un envase de cristal, para evitar el sabor metálico de las latas. Otra opción es beber suero fisiológico, que puedes comprar en la farmacia. Te aportará las sales minerales que necesite tu organismo en caso de deshidratación. Pregunta en tu farmacia, los hay de diferentes marcas y son generalmente económicos. Se presentan en envases individuales y los puedes encontrar de distintos sabores, al gusto del consumidor.

Arándanos rojos

Es muy común que durante el tratamiento de quimioterapia tengas mayor predisposición a pasar por infecciones de orina o cistitis. De ahí la importancia de beber mucha agua. Si además le añades un extra de arándonos rojos, conseguirás mantener un equilibrio en tus bajos y prever posibles infecciones que ahora, querida, no necesitas.

Por otra parte, si padeces infección de orina —aparte del tratamiento que te paute el médico—, te recomiendo que te laves con agua de tomillo, ya que es un gran desinfectante natural.

El consejo

Ahora que ya sabes algunos trucos que pueden resultarte útiles durante los días postchute, vamos a preparar tu KSB —kit de supervivencia básico— para que puedas despreocuparte durante esos días de recuperación tras el chute de quimioterapia.

Anota en este recuadro todo aquello que sabes que necesitarás y que durante los días postquimio te puede hacer sentir mejor. Normalmente, en el hospital de día te facilitan un número de teléfono al que llamar en caso de duda; si no dispones de él, puedes apuntar el teléfono de urgencias directamente o de tu centro médico.

Ejemplo

Comida	Bebida	Medicamentos	Entretenimiento	Círculo	Otros
Caldo	Cola	Paracetamol	Libro	Teléfono Helena	Crema

MI KSB

Comida	Bebida	Medicamentos	Entretenimiento	Círculo	Otros

7

MISS POTATO

||||||||||||||||||||||||||||||||||

Una de las cuestiones que más me preocupaba acerca de los efectos secundarios de la quimioterapia era saber cuándo empezaría a notar los cambios físicos y en qué momento se me caería el cabello. Antes de hablarte sobre este punto, quiero hacer un inciso justo aquí. Probablemente hasta ahora no te hayas planteado esta cuestión. Te lo digo porque a mí me pasó. Por caída de pelo entendemos: cabello, cejas, pestañas, pelitos de la nariz, piernas, brazos, ingles, axilas, etc. Es decir, allí donde haya pelo o vello (y no nos engañemos, Donde hay pelo NO hay alegría). La buena noticia es que te olvidarás de la depilación durante un tiempo. La mala es que, al no tener pelo en la nariz, tendrás una sensación de goteo continuo. O sea, que se te caerá el moco. Es muy probable que también te lloren los ojos más de lo habitual, así es que lleva siempre contigo unos pañuelos —suaves— y gafas de sol.

¿Cuándo se caerá el pelo?

Si empiezas por la quimioterapia de veintiún días, la fuerte, la caída del cabello es casi inmediata. Vamos a ver, esto no quiere decir que se te empiecen a caer mechones como cortados a navaja mientras te administran la quimio. Transcurridos unos días tras el chute, notarás cómo empieza a debilitarse el cabello y a caer sin cesar. Este proceso es muy engorroso y físicamente es la manifestación más visible del tratamiento que estás siguiendo. En cuanto a la quimio suave (la que se administra semanalmente), la caída del cabello se prolonga durante unos días más respecto a la fuerte y pueden transcurrir de dos a tres semanas hasta que su caída sea por completo.

El consejo

Córtate el pelo. Así, sin anestesia local para tu corazón. Es muy engorroso, aparte del impacto emocional que supone, ir perdiendo pelo. Aun habiéndome cortado y rapado el cabello, mi almohada siempre amanecía con un manto de pelos. Si te soy del todo franca, tuve una sensación de alivio cuando me quedé calva y dejé de barrer pelos constantemente. Puedes cortarte el cabello por etapas, emocionalmente es menos impactante. Te recomiendo que empieces por una medida en la que te sientas más cómoda, y, dependiendo de la quimio por la que vayas a empezar, puedes raparte totalmente antes o después. Yo me rapé por completo algunos días antes de la tercera quimio suave. Me lo planteé como un ritual en el que mi hija participó. Antes de mirarme al espejo y ver mi nueva imagen, me había maquillado resaltando el carmín rojo de mis labios, la raya del ojo bien marcada y me había puesto unos pendientes de aro bien grandes. No me lo pensé y me fui a mirar al espejo de mi dormitorio. Aún recuerdo la primera impresión que tuve al verme sin cabello: no era la imagen de una persona enferma, sino la de alguien con ganas de vivir y de plantarle cara al cáncer.

Solo tú puedes decidir cómo quieres vivir esta etapa de tu vida. Y, lo más importante, solo tú sabrás cómo quieres hacerlo.

Opción 1: peluca

Si decides colocarte una peluca, debes saber que existen de dos tipos: las de cabello natural, que cuestan aproximadamente mil euros, y las sintéticas, que oscilan entre trescientos y quinientos euros. La diferencia de precio, sobre todo, tiene que ver con la calidad y naturalidad del cabello. Las pelucas de cabello natural, a diferencia de las sintéticas, no pican tanto en el cuero cabelludo. Llevar muchas horas la peluca te provocará picores, especialmente en verano, así es que si puede ser de cabello natural mucho mejor.

El consejo

Pregunta en tu peluquería habitual, a tu estilista o a la asociación de apoyo a pacientes de cáncer de mama más cercana en donde residas sobre los centros donde comprar una peluca. Muchas peluquerías, además de asesorarte, pueden *tunearte* la peluca tiñéndola del mismo color de tu cabello y dándole el mismo corte y estilo, para que no se note que no es tu cabello natural. Otro detalle que debes tener en cuenta es que durante la noche, cuando dejes reposar la peluca sobre la cabeza de corcho (te la facilitarán en el mismo comercio donde la hayas comprado), debes colocar un pañuelo de tela, a ser posible de algodón, sobre ella para evitar que se ensucie o que puedan caerle partículas de polvo.

Opción 2: pañuelo

Otra solución es apuntarte a la moda del pañuelo. Sirve cualquiera. Ni siquiera es necesario que compres pañuelos nuevos, puedes utilizar los que tengas en casa. A pesar de haberme comprado una peluca de cabello natural —autorregalo que me hice de cumpleaños—, acabé optando por cubrir mi cabeza con pañuelos. Cuando me vi con aquella peluca frente al espejo me sentí tremendamente ridícula, así es que al final no la utilicé nunca. Parecía uno de los integrantes del mítico grupo Los Pecos, y, en lugar de sentirme segura con ella, no me reconocía a mí misma. Tal y como te he dicho antes, solo tú sabes de qué manera te vas a sentir más cómoda y solo tú puedes decidirlo. Lo prioritario, recuerda, es que, decidas lo que decidas, te sientas bien y en paz contigo misma.

Un punto a favor de los pañuelos es que puedes combinarlos con tu ropa y jugar no solo con sus colores, sino también con sus diferentes texturas. Tu cabeza siempre tiene que estar protegida, ya sea por un pañuelo, una peluca o un sombrero. Ten en cuenta que los rayos del sol irán directos a tu cuero cabelludo, y la exposición solar es algo con lo que tienes que contar en esta etapa. Así es que no olvides proteger tu piel con un factor de protección solar cincuenta en cabeza, cara y orejas, independientemente de que lleves pañuelo, peluca, sombrero, gorra, gorro o nada.

Si ninguna de las opciones que he mencionado te convence, también puedes optar por ir natural como la vida misma: sin peluca ni pañuelo ni nada de nada. Eso sí, como te he dicho, no olvides protegerte de los rayos de sol, estos pueden provocarte quemaduras y manchas en la piel de por vida.

Dependiendo de la época del año en la que hagas el tratamiento de quimioterapia, notarás más o menos la sensación de frío en la cabeza. Para dormir, es recomendable que tengas un gorro que abrigue y que sea de una textura agradable. Cuando nos relajamos, la temperatura corporal disminuye, y es muy probable que tengas frío en la cabeza. Al igual que con los pañuelos, no es necesario que compres un gorro si ya tienes alguno en casa. Eso sí, si es posible, que sea de algodón y que no pique. Tus ideas tienen que estar protegidas y mimadas al máximo.

8

VELLO FACIAL, CEJAS Y PESTAÑAS

La parte menos amable de esta etapa es la aparición de vello facial. ¿Te has fijado en el vello que tienen los bebés al nacer? A ti te pasará lo mismo. La aparición de este vello facial de tono dorado se debe al tratamiento de quimioterapia que nos dan. Tranquila, también desaparecerá, se irá cayendo poco a poco. Así es que nada de depilaciones ni láser; como mucho, si te molesta mucho su presencia, puedes depilarte algún que otro pelito con pinzas.

En cuanto a las cejas, no a todas se nos caen. A mí se me cayeron al cincuenta por ciento, las tenía menos pobladas, pero conseguí disimularlo con algunos sencillos trucos. Para convivir con esta alopecia temporal, tienes varias opciones:

- Dibujarte las cejas.
- *Microblading* (antes del inicio del tratamiento de quimioterapia).
- Las pegatinas.

En mi opinión, la mejor opción es dibujártelas utilizando un lápiz, que siempre puedes llevar contigo en el bolso. Además, puedes acudir a un centro de estética o perfumería, pues algunas marcas son expertas precisamente en el cuidado de las cejas, y allí pueden asesorarte con la forma que más te favorezca según tus facciones.

Además del lápiz de cejas —no utilices el de ojos, que se nota mucho, *darling*—, existen unos cepillos que cubren, tiñen y dan mayor volumen a tus cejas de forma natural. Ten en cuenta que, después del tratamiento, el pelo de las cejas te volverá a crecer. También puedes utilizar sombra de ojos con la tonalidad de tu ceja para maquillarlas: quedan mucho más naturales y duran más. Si quieres llegar al nivel alto en cuanto a cejas se refiere, puedes utilizar un fijador de cejas para que las tengas maquilladas y no se muevan de su sitio hasta que te desmaquilles.

En segundo lugar, tienes la opción de tatuártelas mediante la técnica del *microblading*. Eso sí, deberías hacerlo antes de iniciar el tratamiento porque está totalmente prohibido hacerlo durante la quimio, para evitar cualquier tipo de infección. Por último, y quizá la opción menos conocida, son las pegatinas. Debo reconocer que yo las compré y acabé optando por dibujármelas yo misma con un lápiz para cejas, pues las pegatinas no me acabaron de convencer. Pero, si no tienes mucha traza con el lápiz y te tiembla el pulso, esta puede ser tu opción para lucir unas cejas perfectas.

La caída de las pestañas no solo aumentará la sequedad en tus lagrimales, sino que además puedes correr el riesgo de que te entre alguna pequeña partícula en los ojos. Al no contar con la protección de las pestañas, tus ojos están más sensibles y por lo tanto más expuestos a que te lloren como nunca antes. No soy partidaria de colocar pestañas postizas y tampoco es recomendable hacerlo ahora que tu piel está tan sensible. La zona del párpado es una de las más delicadas de la cara. El pegamento que se utiliza para sellar las pestañas postizas es un producto muy agresivo que puede ocasionarte lesiones en el párpado. Por supuesto, estás en tu derecho de hacerlo, pero siempre bajo asesoramiento médico y en un centro especializado en este tipo de técnica.

El consejo

Si quieres cuidar de tus cejas y pestañas durante el tratamiento y además favorecer su crecimiento, puedes utilizar un aceite vegetal indicado especialmente para ello: el ricino. No te desesperes, después del tratamiento tus cejas y pestañas volverán a poblarse de pelo como antes, este proceso tan solo durará unos meses a lo sumo. Mientras tanto, puedes cuidar de ellas con el ritual que te propongo. El aceite vegetal de ricino es un gran potenciador para el crecimiento de cejas y pestañas, además de fortalecedor del pelo. Puedes encontrarlo en cualquier herboristería o tienda de cosmética natural. Mímate unos minutos al día. Da igual si lo haces por la mañana, al mediodía o por la noche; lo importante es que encuentres el momento para dedicarte a ti, cuidarte físicamente y mimarte emocionalmente.

Por otra parte, si cuando hayas finalizado por completo el tratamiento oncológico tus cejas no son lo que eran, siempre puedes acudir a un centro de estética o una clínica especializada para realizar un diseño de cejas acorde a tus facciones y que te favorezcan. Es posible que no recuperes la totalidad del vello de las cejas; en algunas zonas pueden aparecer claros que puedes rellenar con lápiz de cejas, con cepillo o con la técnica del *microblading,* que es ideal y además queda muy natural.

9

RITUALES Y CONSEJOS
DE BELLEZA NATURALES

|||||||||||||||||||||||||||||||||||||||||||||||||||||||||||||

Te propongo varios rituales y consejos de belleza caseros idóneos para el momento en el que te encuentras. Recuerda que si, por el contrario, decides acudir a un centro de estética para tratar tu piel (con un tratamiento facial o de hidratación corporal) o bien te haces algún masaje en un centro de fisioterapia, debes informarles siempre sobre el tratamiento oncológico que estás siguiendo. No todos los productos que se utilizan en los centros de belleza están permitidos o son compatibles con el tratamiento oncológico, y pueden ocasionar reacciones adversas. Así es que, por favor, informa siempre al centro al que acudas sobre el punto en el que te encuentras del tratamiento oncológico para que puedan realizarte un tratamiento apto y adecuado a ti y que sea favorable para tu salud. Ya habrá tiempo de hacer otro tipo de sesiones de belleza; ahora debes escuchar a tu cuerpo y tu mente y ofrecerles lo que necesitan.

El primer tratamiento de belleza casero del que me gustaría hablarte está enfocado en el cuidado de las pestañas y cejas. Y luego en el cabello y en la manera de potenciar su crecimiento. En capítulos posteriores podrás leer más rituales naturales para hacer en casa dignos del mejor centro de estética y peluquería que se precien.

Ritual para las pestañas y cejas

Qué necesitas

• Aceite vegetal de ricino.

Duración

• 2 minutos.

Periodicidad

• 3 veces por semana.

Preparación

Límpiate la cara con tu desmaquillador habitual. Recuerda que es importante que en esta etapa utilices uno indicado específicamente para pieles sensibles. A continuación, deja caer un par de gotas de aceite vegetal de ricino en la palma de tu mano. Con el dedo índice, masajea las cejas dibujando pequeños círculos con el dedo índice, desde el inicio hasta el final de la ceja. Aplica una nueva gota de aceite de ricino en el dedo y extiéndela con delicadeza por las pestañas, desde el nacimiento hasta la punta.

Ritual para el cabello

Es probable que semanas antes de finalizar el tratamiento de quimioterapia empiece a crecerte de nuevo el cabello (un centímetro al mes más o menos). Al igual que le pasa a un recién nacido, el primer pelo que nazca se volverá a caer a las pocas semanas de haber salido, porque el folículo capilar está debilitado. No te inquietes, nos pasa a todas. En menos de lo que te imaginas tendrás toda la cabeza cubierta de pelo, así es que no te desanimes si notas que el cabello se cae, es totalmente normal.

El consejo

Ya sé que lo que menos te apetece es volver a verte calva. Pero te lo recomiendo: antes de dejarte crecer el cabello y de lucir melena al viento o lo que se te antoje —sé que tendrás muchas ganas—, rápate una vez más. Tal y como te he comentado, el folículo capilar no tiene la fuerza suficiente para permitir que el cabello crezca, y acabará cayendo. Para evitar este engorro, es preferible que te rapes una última vez y dejes que te crezca el pelo sano.

Qué necesitas

- Aceite revitalizante o potenciador de crecimiento del cabello.
- Duración: 3 minutos.
- Periodicidad: 1 vez por semana.

Preparación

Para favorecer el crecimiento de mi cabello utilicé un aceite natural revitalizante de cabello, que no solo facilitó y agilizó el proceso de crecimiento, sino que además me fortaleció el pelo. El producto es de la línea de cosmética natural Khadi. Puedes encontrarlo en cualquier herboristería o bien comprarlo por Internet. Te aconsejo que lo utilices una vez por semana, masajeando la zona del cuero cabelludo y dejando que este se impregne del producto. Es normal que, después de haberlo utilizado, tu cabeza brille como una bombilla, pero, tranquila, las ideas seguirán ahí dentro y tú brillarás más si cabe allá donde vayas.

Para gustos, los colores, y también los tintes. He aquí la pregunta del millón: ¿cuándo podrás teñirte de nuevo? Sí. Ya sé que somos rubias, pelirrojas, morenas naturales y que, por supuesto, no tenemos canas. De acuerdo, de ilusiones también se vive. Siguiente: antes de teñirte, consúltale a tu médico/a de cabecera u oncólogo/a si puedes hacerlo. Normalmente, dos meses después de finalizar el tratamiento de quimioterapia puedes teñirte o hacerte un baño de color, pero siempre con el visto bueno de tu doctor/a. Te aconsejo que durante un tiempo prudencial utilices productos (tratamientos capilares, champús y tintes) de cosmética orgánica o biológica, sin químicos, sulfatos y libres de parabenos, que cubrirán y teñirán tu cabello igual que un tinte al uso, pero que serán menos dañinos para tu cuero cabelludo. Actualmente, muchos centros de estética y peluquería utilizan esta gama de productos libres de químicos. Pregunta a tu estilista: seguro que conoce alguna línea de este tipo que pueda aconsejarte. Si, por el contrario, quieres hacerlo en casa, puedes comprar un tinte de este tipo en un supermercado, una tienda de cosmética o peluquería especializada o bien en la farmacia. Por supuesto, también puedes optar por lucir el color de tu cabello natural. Tengo que advertirte que es muy normal que aparezcan canas —más de las habituales— cuando nazca de nuevo el pelo.

Por último, y aunque las axilas sean la parte menos amable de nuestro cuerpo, te recomiendo utilizar desodorantes sin sales de aluminio ni parabenos (tipo *roll on*), que puedes encontrar tanto en supermercados como en farmacias. Estos productos tienen el mismo precio que los desodorantes normales y su función es exactamente la misma: proteger tu piel y liberar a tu axila de malos olores. Tú ya me entiendes. Intenta evitar todos aquellos productos de cosmética que contengan parabenos y/o sales de aluminio; tan solo tienes que fijarte en la etiqueta del envase que lo especifica.

El consejo

Durante los primeros meses, tu cabello no será el habitual ni tendrá el mismo aspecto que antes. Puede que varíe su grosor y que notes que es mucho más denso. Por experiencia, es difícil intentar controlarlo, ya que está más rebelde, y, al menos en mi caso, era muy grueso. El cabello nuevo no tiene por qué crecerte rizado, pero es lo más probable. No me preguntes por qué, me sigue pareciendo un expediente X. Mi cabello fue perdiendo fuerza poco a poco y volviendo a su estado natural, o sea, más tieso que el pelo de un poni. Te aconsejo que le vayas dando forma poco a poco al corte o que lo dejes crecer de forma natural. La buena noticia es que puedes llevar *looks* que hasta ahora no te habías planteado o atrevido, ir variando los peinados y hasta cambiar el color del cabello tantas veces como quieras.

Adiós, peluca

Amiga, si hasta ahora has llevado peluca, ha llegado el momento de decirle «adiós». Sé que hacerlo puede ser duro, que verte sin ella puede generarte incluso inseguridad. Dile «adiós», agradécele, si quieres, el tiempo que te ha acompañado y continúa avanzando. Esa ya no eres tú, y el pasado, igual que el bicho, tiene que quedar atrás.

Prescinde de todo aquello que no te aporte nada positivo y libérate de cargas. La quimio acabó. Vamos a por la siguiente etapa. Avanzamos.

El consejo

Vivir el cáncer en primera persona me ha permitido conocer a bellísimas personas y ver de cerca el trabajo de asociaciones y fundaciones sin ánimo de lucro que se esfuerzan por mejorar nuestra calidad de vida mientras nos enfrentamos a la enfermedad. Una de ellas es Mechones Solidarios #donatupelo (www. mechonessolidarios.com), en la que puedes encontrar, además de peluquerías solidarias asociadas, un lugar donde donar tu peluca para otra persona que la necesite o bien donar pelo. En muchas ocasiones nuestra familia o círculo más cercano no sabe cómo ayudarnos durante este período de nuestra vida. Te voy a contar cuál ha sido el mejor regalo de Navidad que me han hecho. Quizá pueda darte una idea para que personas de tu alrededor que quieran ayudar se animen a donar su pelo.

La anécdota

Era mi primera Navidad tras superar el cáncer de mama y había quedado con mi amiga Helena para cenar. Entramos en el restaurante japonés que queda al lado de su casa; ella llevaba un gorro de lana puesto. Entre tú y yo, ni siquiera caí en el detalle de por qué lo llevaba puesto en ese momento. Me dijo que tenía un regalo para mí. Sostenía una caja que me entregó con una sonrisa de oreja a oreja. La abrí con la curiosidad de un niño al recibir su primer regalo de Reyes, y cuál fue mi sorpresa al ver una trenza de treinta centímetros de longitud con un lazo rojo precioso anudándola. No podía creerlo. Mi amiga se había cortado el pelo para donarlo a Mechones Solidarios y utilizar su cabello para hacer una peluca para personas enfermas de cáncer. Ser solidario/a no es una cuestión económica, sino un acto de generosidad, altruista, empático y, sobre todo, humano.

10

LA RADIOTERAPIA, ¿QUÉ ES?

‖‖

A grandes rasgos, este tratamiento contra el cáncer consiste en la emisión de altas dosis de radiación en la zona donde se han localizado los tumores.
La radioterapia:

- Reduce el tamaño de los tumores.
- Elimina las células cancerígenas.

¿Cuánto dura?

El número de sesiones del tratamiento de radioterapia varía según cada paciente. Al igual que en el caso de la quimioterapia, no todas las pacientes tenemos que hacer este tratamiento ni tampoco se pautan el mismo número de sesiones. En mi caso, hice un total de veinticuatro sesiones de radioterapia.

Periodicidad

- A diario hasta completar las sesiones prescritas por el médico.

Posibles efectos secundarios

Los efectos secundarios provocados por el tratamiento de radioterapia son muy diversos, y existe una gran diferencia entre el nivel de aceptación de un paciente u otro.

- Quemaduras en la piel.
- Dolor de garganta.
- Sequedad bucal.
- Somnolencia.
- Agotamiento.
- Dolor muscular.
- Jaqueca.
- Sensación de quemazón.

11

CÓMO CUIDARTE TRAS UNA SESIÓN DE RADIOTERAPIA

IIIIIIIIIIIIIIIIIIIIIIIIIIIIIIIIIIIIIIIIIIIIIIIIIIIIIIIIIIIIIIIIIIIIIIIIIIII

Antes de iniciar el tratamiento de radioterapia te harán una marcación en la zona donde van a irradiarte. Para que te hagas una idea, te tatuarán unos micropuntos para delimitar la zona a tratar. Es indoloro.

En lo que se refiere al cuidado de la piel antes y después de cada sesión, es sumamente importante que la mantengas bien hidratada, bien utilizando una crema o pomada que tu médico te recetará, bien con la sinergia (mezcla) que te propongo:

Sinergia de aromaterapia:

Qué necesitas

- Aceite esencial AEQT de árbol de té.
- Aceite vegetal de hipérico.

Modo de preparación

- Tres gotas de aceite esencial AEQT de árbol de té.
- ¼ de un vaso de aceite vegetal de hipérico.

La hidratación

- Después de cada sesión de radioterapia, hidrata la piel con esta mezcla. Puedes hacerlo directamente en el hospital, antes de vestirte en el vestuario.

Muy importante

Recuerda llevar siempre una botella de agua a cada sesión, ya que es imprescindible que te mantengas hidratada a todos los niveles. Una vez que finalices la sesión de radio, tendrás la sensación de querer beber una garrafa de agua de cinco litros. Tranquila, es normal.

El tomillo: un desinfectante natural

Seguro que lo has oído más de una vez y más de dos: el tomillo tiene muchas propiedades curativas. Digamos que es el tres en uno de los desinfectantes naturales. Tanto sirve para curar llagas o infecciones bucales como para las infecciones de orina u hongos. En este caso nos vamos a centrar en la boca y la garganta.

La radioterapia puede provocarte muchas heridas bucales. Te aconsejo que hagas gárgaras con agua de tomillo.

Qué necesitas

- Tomillo.
- Agua.
- Una olla.

Preparación

- Hierve medio litro de agua en una olla.
- Añade unas ramas de tomillo.
- Déjalo hervir durante diez minutos.
- Cuela la infusión y viértela en otro recipiente.
- Déjala reposar hasta que quede a temperatura del tiempo.

El ritual

Cada noche, después de cepillarte los dientes, haz gárgaras con el agua de tomillo durante un minuto.

El consejo

- Aprovecha el agua de tomillo y viértela en otro recipiente.
- Deja que se enfríe en la nevera.
- El agua de tomillo es un excelente tónico facial que además protege, tersa y calma la piel. Puedes utilizarlo cada día como tónico después de desmaquillarte o al levantarte por las mañanas para limpiar la piel.

12

QUÉ DEBES SABER ANTES DE SOMETERTE A LA MASTECTOMÍA

IIIIIIIIIIIIIIIIIIIIIIIIIIIIIIIIIIIIIIIIIIIIIIIIIIIIIIIIIIIIIIIIIIIIIIIIIIIIIIIII

Existen diferentes técnicas respecto a esta intervención quirúrgica según el paciente y la decisión que haya tomado previamente el comité médico. Independientemente de lo que te hayan informado en un principio, cabe la posibilidad de que el tipo de operación que vayan a realizarte varíe en función de cómo responda tu organismo al tratamiento oncológico. Pero vayamos por partes.

¿Qué es la mastectomía?

En términos generales, esta intervención se refiere a la extirpación total o parcial de la mama afectada o, hablando en plata, del tejido donde se han diagnosticado el o los tumores y los ganglios, si los hubiese, afectados.

Existen distintas variables en cuanto a la mastectomía se refiere, las cuales pueden extenderse no solo a la mama, sino también a la zona axilar donde se encuentran los ganglios y al tejido mamario. Como te he dicho en el párrafo anterior, no siempre es posible «salvar» la mama —mastectomía parcial, modificada o subcutánea con preservación del pezón— y hay que proceder a realizar una mastectomía radical del pecho.

En cualquier caso, tengo que advertirte que no existe un orden predeterminado para realizar este tipo de intervención. Es decir: la mastectomía, bien puede realizarse antes de iniciar el tratamiento oncológico, bien al final, dependiendo de cada paciente y diagnóstico. A este dato habría que sumarle otra variable de intervención quirúrgica: la mastectomía preventiva. Esta operación se realiza a las pacientes que tienen un riesgo elevado de desarrollar un cáncer de mama. Existen unos parámetros establecidos que sirven para decidir si es aconsejable o no proceder a esta intervención. Es, por supuesto, una decisión médica, consensuada y valorando previamente el riesgo que existiría de desarrollar un cáncer de mama en caso de que no se realizara la mastectomía.

Qué se siente

Podría decirte cómo me sentí yo, pero no puedo predecir cómo te sentirás tú. Es un tema muy personal, tanto desde un punto de vista físico como emocional. También tiene una relación directa con el umbral del dolor que tengas, la manera en que vivas este proceso y el apoyo que recibas.

Para mí, después de haber finalizado el tratamiento de quimioterapia y comprobar que mi cuerpo reaccionaba favorablemente a este, la mastectomía fue una liberación. El fin del cáncer. Le agradecí a mi pecho izquierdo que «se fuera», que permitiese que el resto de mi cuerpo no enfermera, e incluso le hice una fiesta de despedida junto a mis amigos. ¿Por qué no hacerlo? Al fin y al cabo, tenía mucho que agradecerle: el placer en mi vida sexual y amamantar a mi hija durante nueve meses.

Siempre debemos perseverar en la actitud que nos conduce hacia la meta: la gratitud.

Escríbele una carta a tu pecho

Una manera de despedirse del pecho antes de la operación es escribirle una carta. Es una manera sana de liberar todas las emociones que te provoca pasar por esta intervención y empezar el período de aceptación tras la operación.

Sé que este momento es tremendamente duro, y no voy a decirte cómo tienes que vivirlo. No soy nadie para hacerlo. Tan solo me gustaría recordarte que nada en ti va a cambiar, nada emocional. El cuerpo es un traje que nos acompaña, se muda de piel, de trajes e incluso de aspecto. Pero nosotras, querida, nosotras tenemos la belleza del alma, la que nace dentro y no se marchita. Porque esa es la belleza que tienes que cuidar, mimar y proteger.

Quiérete desde dentro para que puedas hacerlo por fuera.

Tiempo de hospitalización

- Cinco días.
- Alta médica y curas en casa durante un mes aproximadamente.

Qué necesitas llevar al hospital

- Pijama abotonado por delante para poder hacer las curas con facilidad.
- Sujetador de algodón sin aros tipo top.
- Cojín en forma de corazón (si no lo tienes te lo facilitarán en el hospital): sirve para descansar el brazo y que la axila no toque los puntos tras la intervención.

- PdP (Pechuga de Pollo) o prótesis mamaria: la utilizarás como sustitutivo de tu pecho durante un tiempo. La hacen a medida en ortopedias, está subvencionada por la Seguridad Social y simula tu pecho a la perfección. Generalmente viene con una funda de algodón (si no lleva esta funda ya entenderás el sobrenombre de «pechuga de pollo»: se asemeja bastante). Hay sujetadores en los que puedes introducir la PdP como si fuese un *push up* del pecho y no se nota que es una prótesis. El inconveniente es que la piel no transpira mientras la llevas. Además, puede provocarte alguna irritación en la piel e incluso llagas en verano. También puedes optar por no llevar absolutamente nada; sin embargo, debes tener en cuenta que la prótesis está diseñada según tu talla y peso de la mama que te han extirpado. Llevarla ayuda a equilibrar el peso de la espalda en ambos lados y a evitar que tengas dolores y lesiones musculares en la zona lumbar y de la espalda.

La mastectomía en pasos

- Ingreso hospitalario en ayunas.
- Analítica.
- Anestesia general.
- Intervención.
- Reanimación en sala de recuperación.
- Hospitalización durante cinco días.
- Eliminación de los drenajes (es posible que tengas que permanecer unos días con los drenajes colocados en casa y para ello debas llevar una bolsita de tela donde tenerlos contigo. Otra manera de hacerlo es colocarlos en una riñonera o bolso tipo bandolera).
- Alta médica: curas en casa y seguimiento en el hospital durante un mes.

Una intervención de mastectomía radical puede durar unas tres horas aproximadamente. Una vez que ha finalizado la intervención, estarás unas horas en la sala de reanimación tras la anestesia general que te han administrado. Al despertar, es muy posible que sientas una sensación de mareo o náuseas. La sensación es, más que de dolor, de malestar, y sobre todo del «miembro fantasma»: sientes que el pecho sigue ahí. De hecho, en más de una ocasión en que lo había comentado con mis compañeras de vía, a ellas también les pasaba lo mismo: notaban cómo les picaba el pezón, lo cual era imposible porque ya no lo tenían. Esta sensación desaparecerá con el paso del tiempo.

El espejo: verte sin pecho

El momento lo decidirás tú. Nadie excepto tú puede tomar la iniciativa de ver tus cicatrices y verte sin pecho. No es un paso sencillo, lo sé. Te aconsejo que intentes pensar en positivo antes de dar este paso y recuerdes que es una etapa más en este proceso de recuperación. Transcurrido un tiempo desde la intervención y una vez que los médicos consideren que se puede comenzar con el proceso de reconstrucción mamaria, recuperarás tu pecho. No voy a engañarte. No será como antes del cáncer y tampoco tendrás la misma sensibilidad ni en la mama ni en la piel. En cualquier caso, amiga, date tu tiempo, medita bien tus decisiones, y cuando decidas mirarte en el espejo visualiza a una mujer sonriéndole a la vida y a sí misma.

13

CÓMO CUIDARTE DESPUÉS DE LA MASTECTOMÍA

||||||||||||||||||||||||||||||||||||||||||||||||||||||||||||||||||||||

El postoperatorio

Uno de los puntos importantes del que me gustaría hablarte es el tiempo de recuperación tras la mastectomía. Querida: no te agobies y no quieras correr. Dicen los entendidos que lo más importante de una intervención es precisamente el postoperatorio, así es que ve mentalizándote. Sé que llegados a este punto estarás agotada y que, perdona la expresión, no tendrás el chichi para farolillos. Pero quejarse no sirve de nada y las pataletas tan solo te pondrán de peor humor.

Durante unas tres semanas, más o menos, necesitarás que te ayuden tanto en los quehaceres del hogar como en tu higiene personal y en las curas diarias de las cicatrices, así es que ármate de paciencia, delega tareas a tu círculo y, lo más importante, piensa en alguien de confianza que pueda hacerte las curas de las cicatrices y echarte una mano con tu higiene. Te aconsejo que para la ducha utilices unas esponjas especiales que venden en farmacias y que ya están impregnadas de jabón. Son ideales para este momento y además muy útiles para limpiar las cicatrices.

Aproximadamente a partir de la cuarta semana serás más autónoma.

Aviso a navegantes

- Si conduces: tendrás que esperar un tiempo prudencial para conducir, ya que la zona de puntos de la axila y del pecho es muy delicada y cualquier gesto brusco podría abrirte la herida.
- Olvídate de coger peso o hacer movimientos bruscos con el brazo.

Ejercicios recomendados para la movilidad del brazo tras la mastectomía

Caminito de hormigas

- Subir y bajar el brazo simulando un camino de hormigas con los dedos de la mano por la pared. Te aconsejo que para realizar este ejercicio cierres los ojos. Si miras tu brazo mientras sube y baja por la pared, de manera inconsciente y por temor al dolor no llegarás tan alto.
- Haz varias repeticiones al día durante un mes.

Rotación de muñecas

- Como si estuvieses bailando sevillanas.
- Una vez al día durante un minuto.

Mecer el agua

- Este ejercicio es ideal para hacer en la piscina o en la playa, ya que al estar en el agua el impacto en las articulaciones es menor y puedes movilizar el brazo sin que este sufra. Además, notarás mejoría en tu brazo si repites estos ejercicios varias veces por semana, obteniendo una sensación de ligereza en el brazo del que te hayan extraído los ganglios.

Péndulo

- Deja caer tu brazo como si fuese un péndulo y sujeta el hombro mientras simula el movimiento circular.
- Una vez al día durante un minuto.

Tras la mastectomía y el tratamiento oncológico que hayas seguido, tienes que tener especial cuidado con:

- La exposición solar.
- Cargar el brazo con peso.
- Linfedema.
- Celulitis infecciosa de la piel.
- Flebitis.
- Ante cualquier señal de dolor, cambio de tonalidad en la piel de la zona afectada o duda, acude siempre al hospital de día o a urgencias para que puedan tratarte.

14

LA RECONSTRUCCIÓN DEL PECHO TRAS EL CÁNCER

||||||||||||||||||||||||||||||||||||||||||||||||||||||||||||||||||||||

Algunos la denominan «la guinda del pastel». Reconstruirse el pecho es una decisión personal. Tan respetable es no hacerlo como iniciar el proceso de reconstrucción. Depende única y exclusivamente de ti. Antes de tomar cualquier decisión, consulta con tu cirujano las diferentes opciones de reconstrucción de pecho que existen. En términos generales, son las siguientes:

- Prótesis mamaria.
- DIEAP o colgajo.

Lo que nadie te cuenta

- Si has realizado un tratamiento de radioterapia es conveniente esperar un tiempo prudencial antes de iniciar la reconstrucción de las mamas ya que la piel está dañada después de la radiación y no es aconsejable operar en un tiempo determinado.
- El tiempo de espera para reconstruir el pecho por la Seguridad Social está estimado en dos años aproximadamente desde la mastectomía.

- Si decides operarte por mutua privada, debes saber que generalmente estas, en sus pólizas, tan solo cubren una reconstrucción mamaria mediante colocación de prótesis mamaria siempre y cuando se haya practicado una mastectomía radical del pecho.

- En caso de que optes por la reconstrucción privada, el coste aproximado de la técnica DIEP es de unos veinticinco mil euros.

Qué necesitas para el postoperatorio

- Una faja.
- Pijama abotonado por delante.
- Sujetador de algodón sin aros tipo top.
- Gasas alargadas.
- Yodo en líquido o en crema.
- Antiinflamatorios.
- Sesiones de fisioterapia para evitar la adherencia de las cicatrices a la piel.

Mi experiencia tras la reconstrucción de pecho

En mi caso, opté por la técnica del colgajo o DIEAP. Esta compleja intervención consiste en extraer piel y grasa de la zona abdominal y trasplantarla al pecho. Además, se realiza una conexión de arteria y vena para el riego sanguíneo de la zona trasplantada.

Pese a la ilusión con la que entré en quirófano para tener mi nuevo pecho, el postoperatorio fue un período muy difícil tanto desde un punto de vista físico como emocional. De hecho, la recuperación psicológica de esta intervención me costó mucho más que la física. Volví a sentirme dependiente de los demás con el agravante de que tenía que recuperarme físicamente de una intervención muy dura.

Como te he comentado, opté por la reconstrucción mamaria mediante la técnica DIEP que me realizó el doctor Bosacoma en el Hospital Vall d'Hebron de Barcelona tras más de dos años en lista de espera. Si no sabes por qué técnica de reconstrucción decantarte, te recomiendo que te informes de todas las opciones antes. Muchas personas creen que la reconstrucción consiste en la colocación de unas prótesis mamarias. Nada más lejos de la realidad. Generalmente, las pacientes que hemos pasado por un cáncer de mama no podemos colocarnos prótesis mamarias porque nuestra piel no las aceptaría y está del todo contraindicado si has realizado tratamiento de radioterapia.

Por otra parte, cuidar de las cicatrices en la zona abdominal y del pecho ha sido otro de los puntos con los que no contaba y que debes conocer. Es muy importante que las cicatrices no creen adherencia a la piel, ya que ello puede comportar daños y lesiones musculares de por vida. Para evitarlo, deberás seguir los siguientes tratamientos hasta tu total recuperación:

- Fisioterapia semanal: masaje de las cicatrices para evitar adherencia a la piel. Están subvencionadas por la Seguridad Social aunque también puedes acudir a un centro de rehabilitación si tienes mutua privada o pagar las sesiones que necesites.
- Aceite de rosa mosqueta: hidratación diaria de las cicatrices.
- Laserterapia para reducir el grosor y mejorar el tono de las cicatrices (tratamiento privado).
- Infiltraciones en las cicatrices: tratamiento que cubre la sanidad pública.

- En última instancia, se realiza la cirugía menor del pezón —sin hospitalización— y se tatúa la areola. También puede realizarse directamente el tatuaje de pezón y areola; actualmente estos tatuajes están subvencionados por la Seguridad Social, aunque no todos los hospitales cuentan con profesionales que puedan realizarlos. Suelen ser las enfermeras las responsables de realizar estos tatuajes. Mi consejo es que acudas directamente a un tatuador especializado en tatuaje oncológico: hay muchos que realizan este tipo de trabajos de forma totalmente gratuita.

De los tratamientos que he mencionado, no todos están subvencionados por la Seguridad Social. La laserterapia —reducción de cicatrices que se realiza con una máquina especializada distinta a la de la eliminación del vello— y la Indiba son tratamientos estéticos que se realizan en centros especializados y, por lo general, privados.

En cuanto al masaje en casa que puedes —y debes— realizarte tú misma, no hay ningún problema. Tan solo necesitas aceite de rosa mosqueta y tus manos. Extiende el aceite por la cicatriz haciendo un zigzag con los dedos; con este movimiento lo que haces es «desenganchar» la cicatriz de la piel a la vez que la movilizas.

Por otra parte, es muy importante que te toques los pechos. Un ejercicio de sensibilidad que me explicó mi fisioterapeuta consiste en tocarte el pecho «sano» (si te han extirpado los dos, puedes acariciar otra zona de tu piel), recordar la sensación que tienes y repetirlo en el nuevo pecho. Además, con el masaje de rosa mosqueta en el pecho operado no solo estás aportando hidratación a tu piel, sino que le das movilidad y naturalidad a la caída del pecho para que no esté tan rígido.

Por último, quisiera mencionarte un instrumento que es ideal para desenganchar las cicatrices de la piel y que puedes comprar, bien en un centro de fisioterapia, bien por Internet. Tiene un coste aproximado de quince euros y se denomina Aspivenin bomba: incluye unas ventosas que se adhieren a la piel y «despiertan» a tus cicatrices. Al principio es normal que alguna zona de la cicatriz no se adhiera al Aspivenin; según vayas repitiendo el ejercicio, podrás comprobar la mayor adherencia e incluso sentirás un ligero dolor totalmente soportable. Además, Aspivenin también sirve para tratar picaduras de insectos (si tienes hijos es idóneo), así es que por el mismo precio tienes un dos por uno en casa que puedes llevar contigo allá donde vayas porque ocupa poco espacio. Generalmente viene en un estuche en el que incluyen diferentes tamaños de ventosas que se adaptan al grosor de tu cicatriz o lesión.

LA VIDA DURANTE Y TRAS EL CÁNCER DE MAMA

||||||||||||||||||||||||||||||||||||||||||||||||||||||||||||||||||

«Si pasas más tiempo recordando el pasado y planificando el futuro, es que has olvidado el tiempo más importante: tu presente.»

1

RITUALES DE BELLEZA
Y BIENESTAR CASEROS
||||||||||||||||||||||||||||||||||||||||||||||||||||||||

Introducción

Querida amiga, a este punto del libro quería yo llegar. Al momento que tanto tú como yo sabemos que hemos vivido en algún período de nuestras vidas y al que no tenemos que renunciar. Ese momento de reunión de amigas a lo *Grease* con bata rosa, zapatillas, mascarilla de pepinillos en los ojos y horquillas. La diferencia es que ahora sabemos que las braguitas de algodón (blanco) son mejores que las teñidas porque evitan las infecciones de orina; las ojeras no son de resaca sino de experiencia, y las arrugas no serán las primeras pero tampoco van a ser las últimas. Te lo aseguro. Pero estás de suerte: tengo para ti y solo para ti unos trucos y rituales de belleza infalibles que harán las delicias de tu piel. Para prepararlos necesitas pocos productos, te lo prometo. Todos y cada uno de ellos a precios asequibles, y que te durarán meses, según el uso que les des, claro. Desde un ritual afrodisíaco a una mascarilla para tu cara bonita. Te advierto que, una vez que entres en el mundo de la aromaterapia, corres el riesgo de convertirte en una experta en esencias y cada vez querrás saber más sobre sus múltiples usos y beneficios.

Tal y como te he comentado en capítulos anteriores, estás vivita y coleando, así es que tienes deberes que hacer. Hemos hablado de cómo podemos cuidarnos por dentro, nuestro estado emocional, pero no podemos olvidar el físico. Para ello, voy a compartir contigo rituales de belleza naturales y que puedes hacer en casa, bien sola, bien en compañía. Todos los rituales que voy a explicarte están basados en productos naturales y tienen como base la aromaterapia. No sé si conoces los beneficios de los aceites esenciales y vegetales o si estás familiarizada con la gama de productos ecológicos. En cualquier caso, te animo a descubrir este mundo de cosmética natural, que no solo será favorable para el momento en el que te encuentras, sino que además puedes introducir en tu vida cotidiana. Vamos a ello.

Desconozco si estás trabajando, si tienes una familia monoparental, si tienes una familia numerosa o si estás mejor sola que mal acompañada. Independientemente de tu estado civil y personal, lo prioritario, querida, eres tú y tu salud física y emocional. Cuidar de tu cuerpo y mimarlo es un hábito saludable y diario que no solo repercutirá en tu belleza exterior, sino que aportará energía y armonía a tu interior.

Las propiedades de los aceites esenciales que se utilizan en la aromaterapia trabajan desde el interior hacia el exterior. A través de los olores podemos aportar calma a nuestra mente y favorecer el proceso de cicatrización de nuestras heridas. Por ejemplo, el aceite esencial AETQ de lavanda es un relajante muscular con efecto sedante y, además, un potenciador de la cicatrización mediante la regeneración cutánea. Pero de todo esto y de los diferentes rituales naturales que me gustaría que prepararas en casa te hablo en los siguientes capítulos.

La aromaterapia

Antes de adentrarnos en el mundo de la belleza aromática, me gustaría comentarte *grosso modo* en qué se basa y en qué consiste la aromaterapia, qué beneficios tiene para nuestro organismo y nuestra mente y de dónde proviene. Como su propio nombre indica, esta terapia se basa en los aromas, pero ¿cómo y de dónde se extraen? Los aceites esenciales son el resultado de un proceso de destilación de distintas plantas, flores o semillas. El resultado de la destilación de las plantas con vapor de agua es un concentrado de aceite esencial —no debe confundirse con aceite para cocinar— que se utiliza en pequeñas dosis. Hay que tener en cuenta el nivel de concentración de estos aceites esenciales, ya que no debemos, en ningún caso, sobrepasar las dosis recomendadas para su uso.

Los aceites esenciales pueden utilizarse de varias maneras:

- Uso tópico, o sea, en la piel, aplicado mediante masaje.
- Vía oral (combinados con algún alimento, como la miel).
- En difusores eléctricos o de cerámica, diluidos en agua.

Antes de iniciar cualquier ritual, es importante tener en cuenta algunos aspectos:

- Los aceites esenciales no pueden estar expuestos a la luz solar. Son fotosensibles; por lo tanto, si te los aplicas en el cuerpo o en la cara, no te puede dar el sol durante unas horas.
- Es recomendable que se utilice una base de aceite vegetal (te explico cómo hacerlo en cada ritual) con el aceite esencial y, salvo algunas excepciones, pueden utilizarse solos.

- La aplicación del aceite esencial en agua es tan solo con fines olfativos y para ser utilizada en un difusor eléctrico o de cerámica, nunca en contacto directo con la piel. Los aceites esenciales no se diluyen en agua porque tienen menor densidad y, por lo tanto, se quedan en la superficie.
- Se deben mantener siempre alejados del alcance de los pequeños de la casa.
- Es importante que respetes la dosificación de los diferentes aceites esenciales descrita en cada ritual, que no sobrepases las gotas que se indican en cada uno de ellos. Recuerda que los aceites esenciales están concentrados y exceder la dosificación pautada podría tener un efecto contrario al que queremos.

Rituales faciales y corporales

Todos los rituales que te propongo son muy sencillos de preparar y no te llevarán más de tres minutos al día. La sinergia de hidratación corporal —combinación de aceites esenciales y vegetales o manteca de karité— no solo hidratará tu piel en profundidad, sino que además creará una atmósfera de paz que tu mente percibirá y transformará en armonía. ¿Te tienta?

El tratamiento contra el cáncer (quimioterapia, radioterapia, tratamiento hormonal, etc.) es muy agresivo, y, entre otras afecciones, tiene una repercusión directa en nuestra piel. Por ejemplo, la quimioterapia reduce el tamaño del bicho, pero también produce una deshidratación extrema de la piel. Por este motivo, es importante que mantengas una hidratación óptima de la piel, ya que esta tiene memoria, y si no le aportas la hidratación que necesita podría sufrir lesiones leves o perder elasticidad, y estar apagada o arrugada.

2

RITUAL DE HIDRATACIÓN CORPORAL

||||||||||||||||||||||||||||||||||||||||||||||||||||||||||||||||

¿Qué necesitas?

- Un tarro de manteca de karité: puedes encontrarlo en cualquier herboristería y tiene un coste de diez euros a lo sumo. Te durará meses.
- Aceite esencial de lavanda (*Lavandula angustifolia ssp angustifolia*): la lavanda, aparte de oler bien, tiene muchas otras propiedades, entre ellas, el efecto sedante, relajante y antidepresivo. Fíjate bien en la etiqueta del aceite esencial que compres o pregunta en la farmacia o en la tienda. En la etiqueta tiene que indicar específicamente: «aceite esencial quimiotipado *(AEQT)*», ya que hay aceites que solo sirven para el difusor de ambiente.

Tiempo de preparación

- Tres minutos.

Periodicidad

- Tres veces por semana.

El ritual

- Coge un poco de manteca de karité con una espátula o con los dedos. Para que te hagas una idea, es suficiente con una cantidad equivalente al tamaño de una almendra.
- Calienta la manteca en las palmas de tus manos como si quisieras lavártelas.
- A continuación, añádele tres gotas de aceite esencial de lavanda.
- Para. Respira. Acércate las manos a la cara e inspira. Es tu momento. Huele. Siente. Relájate. Disfruta.
- No eres una tostada, por lo que no es necesario que te untes como tal. Masajea las muñecas, manos y plantas de los pies haciendo círculos con los nudillos de tus manos para extender el producto.
- Por último, y si aún no te has quedado dormida, te aconsejo que aproveches el producto restante que te ha quedado en las manos y te lo extiendas por la cara evitando la zona de los ojos. La manteca de karité es muy hidratante, y combinada con el aceite esencial de lavanda tiene un efecto regenerador cutáneo, además de ser ideal para tratar problemas cutáneos como la psoriasis, el acné o las quemaduras. Además de estar hidratada, tendrás un cutis que ni las *celebrities,* querida.

Y además

Una elaboración muy sencilla para acabar con los granitos en la cara es la compuesta por el aceite esencial de lavanda y el árbol de té (AETQ). Puedes utilizar una gota de cada uno de ellos y mezclarlas en un tarro de cerámica con una base de cinco gotas de aceite vegetal de almendras dulces. Cada noche, antes de acostarte, aplica directamente una gota de esta mezcla en el granito con el dedo o utilizando un algodón. Verás cómo poco a poco se reduce hasta desaparecer por completo.

3

RITUAL FACIAL
PARA UNA PIEL LUMINOSA

||||||||||||||||||||||||||||||||||||||||||||||||||||||||||||||||

¿Qué necesitas?

- Aceite vegetal de rosa mosqueta, almendras dulces o jojoba.
- Aceite esencial AEQT de niaulí (*Melaleuca quinquenervia qt cineol*): tiene múltiples indicaciones, entre ellas la de ser un excelente tónico cutáneo y fungicida. Si lo prefieres, puedes utilizar el aceite esencial AEQT de ylang-ylang en lugar de niaulí, ya que este también está indicado como protector y regenerador cutáneo. Te aconsejo que, para escoger uno u otro, los huelas antes en la herboristería.
- Aceite esencial AEQT de palo de rosa (*Aniba rosaeodora hoja*).

Tiempo de preparación

- Cinco minutos.

Periodicidad

- Cada noche durante un mes después de haberte desmaquillado la cara.

El ritual

- En un tarro pequeño de cerámica que puedas usar a diario y que sea fácil de lavar, deja caer una gota del aceite esencial de niaulí.

- A continuación, vierte una gota de aceite esencial de palo de rosa.

- Para completar esta sinergia, es necesario tener una base de aceite vegetal para poder aplicártela directamente a la piel. En este caso, te recomiendo el aceite vegetal de almendras dulces, pero también puedes utilizar uno de rosa mosqueta o jojoba. Vierte cinco gotas de cualquiera de estos aceites.

- Ayúdate con una espátula, pincel o cucharita para remover la mezcla.

- Una vez que se hayan disuelto los aceites esenciales en el aceite vegetal que hayas escogido, aplícate con la yema de los dedos la mezcla haciendo círculos desde la zona frontal hasta la barbilla.

- Es importante que extiendas bien el producto; por ejemplo, en el cuello es recomendable que lo hagas de abajo arriba, por aquello de la ley de la gravedad, querida, y para que la papada no caiga en picado.

4

RITUAL PARA
CREAR TU *SÉRUM FACIAL*

IIIIIIIIIIIIIIIIIIIIIIIIIIIIIIIIIIIIIIIIIIIIIIIIIIIIIIIIIIIIII

¿Qué necesitas?

- Aceite vegetal de argán, jojoba, palmarosa o coco.
- Aceite esencial AEQT de geranio de Egipto (*Pelargonium asperum*): tiene múltiples propiedades, entre ellas, y para mí la más importante, es que es un excelente regenerador celular, antiinflamatorio y antibacteriano.

Tiempo de preparación

- Dos minutos.

Periodicidad

- Cada noche después de haberte desmaquillado, como *sérum facial*.
- No te recomiendo que lo utilices por la mañana ya que tiene un olor especial.

El ritual

- Como te he indicado, puedes hacer cada noche la sinergia de este ritual o, si lo prefieres, puedes prepararla una vez para que te dure unos días. Si es así, utiliza otro recipiente de cristal (pequeño) en el que puedas verter el aceite vegetal escogido como base de la sinergia.
- Si, por el contrario, quieres preparar la sinergia antes de pasar a una cantidad mayor de producto, vierte quince gotas de aceite vegetal en un tarro de cerámica.
- A continuación, si el envase es de cristal, añade cinco gotas de aceite esencial de geranio. Si has utilizado el tarro de cerámica, con un par de gotas es más que suficiente.
- Extiende esta sinergia en tu cara utilizando con delicadeza la yema de los dedos y evitando la zona de los ojos.
- Déjalo reposar.
- Puedes quitar el exceso de producto utilizando una gasa o un pañuelo de ropa sobre tu rostro.

Y además

El aceite esencial AEQT de geranio es un gran regenerador capilar que puede solucionarte el problema de las puntas del cabello abiertas.

- Aplica una o dos gotas de este aceite esencial en las puntas del cabello (seco) y extiéndelas.
- No es necesario que las retires con agua.
- Es preferible que dejes actuar el producto por la noche.

5

RITUAL PARA DESCANSAR Y SOÑAR

||||||||||||||||||||||||||||||||||||||||||||||||||||||||||||||||||||||||||||||||

La combinación de aceites esenciales quimiotipados (AEQT) y los aceites vegetales como la caléndula, el argán, las almendras dulces, la avellana o la jojoba fue todo un descubrimiento para mí durante el proceso oncológico. Muchas de estas sinergias me sirvieron para paliar alguno de los efectos secundarios del tratamiento; aprendí a cuidarme de forma natural y obtuve grandes resultados. El ritual del sueño no solo está indicado para ti, también puedes utilizarlo para el dormitorio de los pequeños o incluso para crear un ambiente de tranquilidad y bienestar en casa. Si tienes algún conocido o familiar que necesite tranquilizarse, o bien que te desquicie directamente, siempre puedes adelantarte y preparar este ritual para estar en paz.

¿Qué necesitas?

- Aceite esencial AEQT de lavanda (*Lavandula angustifolia ssp angustifolia*).

Opcional

- Hidrolato de rosa mosqueta o hidrolato de melisa.
- Envase con *spray* difusor.
- Pañuelo de tela.

Tiempo de preparación

• Un minuto.

Periodicidad

• Cada día.

El ritual

Para conciliar mejor el sueño, te sugiero que dejes caer un par de gotas de aceite esencial AEQT de lavanda bajo la almohada. Si además quieres perfumarte con esencia de lavanda o bien crear una nube de su perfume en tu dormitorio u otra habitación, puedes hacerlo con esta sencilla sinergia de aromaterapia:

- En un envase con *spray* difusor, vierte la cantidad equivalente a un vaso de agua de hidrolato de rosa mosqueta o hidrolato de melisa.
- A continuación, vierte tres gotas del aceite esencial AEQT de lavanda en el envase.
- Mezcla la sinergia moviendo el envase.
- Pulveriza en la habitación el perfume natural que has creado. También puedes dejar caer una bruma de esta sinergia en tus muñecas, cuello y cara. Es, además, un excelente tónico facial que puedes usar a diario, ya que la lavanda es una excelente regeneradora cutánea.
- Como ya te he dicho, aparte de ser un gran potenciador para la relajación, el aceite esencial AEQT de lavanda tiene otras propiedades como regenerador cutáneo, pues es:
  • Cicatrizante.

- Calmante.
- Antiséptico.
- Antidepresivo.

- Si, por el contrario, quieres utilizar directamente el aceite esencial, puedes hacerlo aplicando un par de gotas en las muñecas, la nuca y la planta de los pies.

- Otra buena opción es impregnar un par de gotas del aceite esencial AEQT de lavanda en un pañuelo de tela y dejarlo al lado de la mesita de noche.

6

RITUAL PARA DESCONECTAR

||||||||||||||||||||||||||||||||||||||||||||||||||||||||||||||||||||||||||

¿Qué necesitas?

- Aceite esencial AEQT de mandarina (*Citrus reticulata*): un par de gotas si es para un solo uso. En caso de que quieras preparar un envase, puedes usar quince gotas.
- Este aceite esencial es ideal para calmar nuestras emociones y proporcionarnos un estado de paz interior. Lo puedes utilizar tanto en difusor eléctrico o de cerámica, para crear un ambiente de relajación, o bien para darte un masaje con una base de cinco gotas de aceite vegetal de almendras dulces, jojoba o avellana.

Tiempo de preparación

- Un minuto.

Periodicidad

- En días difíciles, de nerviosismo o ansiedad.

El ritual

- Si quieres preparar un frasco de masaje que puedas utilizar en más de una ocasión, te aconsejo que compres uno de cristal de unos diez mililitros. Recuerda que siempre debes mantenerlo fuera del alcance de los niños y de la luz solar.
- Añade quince gotas de aceite esencial de mandarina en el frasco de cristal.
- A continuación, vierte una dosis generosa de aceite vegetal de almendras dulces, jojoba o avellana.
- Remueve la mezcla con el tapón del envase cerrado.
- Déjala reposar durante un minuto.
- Y ya está lista para masajear la zona lumbar, pies y muñecas.

7

RITUAL PARA TUS DEFENSAS

||||||||||||||||||||||||||||||||||||||||||||||||||||||||||||||||||||||||||

¿Qué necesitas?

- Aceite esencial AEQT de ravintsara (*Cinnamomum camphora qt cineol*).
- Aceite vegetal de almendras dulces, caléndula o jojoba.

Tiempo de preparación

- Un minuto.

Periodicidad

- Según la necesidad.

Funciones

- Estimulante y antiviral inmunitario.
- Antibacteriano.

Ideal para

- Combatir infecciones, resfriados o gripes, y bajada general de defensas.
- Durante el tratamiento de quimioterapia, para ayudar a tu sistema inmunológico.

El ritual

Si tus defensas han caído en picado y necesitas un chute de energía, el aceite esencial de ravintsara es como un fondo de armario en versión aromaterapia.

- Deja caer seis gotas de aceite esencial AEQT de ravintsara y mézclalas con otras seis gotas de aceite vegetal de almendras dulces, caléndula o jojoba.
- Ten cuidado con el aceite vegetal de caléndula porque puede manchar los tejidos.
- Una vez que hayas diluido por completo el aceite esencial AEQT de ravintsara con el aceite vegetal, esparce la mezcla en la planta de los pies, la zona del tórax y la parte inferior de las muñecas.
- Como última recomendación, te aconsejo que te acerques las manos a la cara e inspires profundamente el resto del producto que ha quedado. Los olores son conductores emocionales que nos conducen a recuerdos y a estados de ánimo óptimos y de relajación.

8

RITUAL PARA
EL CUIDADO DE LAS UÑAS

||||||||||||||||||||||||||||||||||||||||||||||||||||||||||||||||

¿Qué necesitas?

- Aceite esencial de árbol de té AEQT (*Melaleuca alternifolia*)
- Aceite vegetal de almendras dulces, caléndula, o jojoba o manteca de karité.
- Un barreño de agua templada.
- Sal.
- Calcetines.

Tiempo de preparación

- Tres minutos.
- Periodicidad: dos veces por semana.

Funciones

- Antibacteriano natural.
- Fungicida.

Aceite esencial AEQT de árbol té

Se utiliza para combatir:

- Infecciones tipo: hongos, cistitis, infecciones bucales.

- Piojos.
- Pulgas (de las mascotas).
- Verrugas.
- Acné.
- Edema linfático.

También ayuda en la prevención de quemaduras debidas a la radioterapia.

El ritual

- Llena un barreño con agua templada.
- Añádale sal (si es posible que sea del Himalaya, la de color rosa).
- Remoja los pies en el barreño durante cinco minutos.
- Seca bien los pies antes de pasar al siguiente paso.
- Añade de tres a cuatro gotas de aceite esencial AEQT de árbol de té en una solución de aceite vegetal, bien de almendras dulces, caléndula, jojoba, bien de manteca de karité.
- Una vez que tengas la mezcla de aceite esencial y vegetal preparada, es momento de mimar tus pies.
- Masajea las uñas de los pies con esta sinergia deteniéndote en la cutícula de la uña para que el producto penetre bien.
- Cuando hayas finalizado, puedes aprovechar el resto del producto para hidratar la planta de los pies haciendo círculos con los nudillos de la mano.
- Una vez que hayas finalizado, ponte unos calcetines. El efecto calor permite que el producto potencie su efecto y, además de proteger tus uñas, es una mascarilla excepcional para hidratar los talones y evitar callosidades, digna de cualquier *spa* que se precie.

También puedes hacer este ritual para cuidar las uñas de las manos.

La anécdota

Durante la quimioterapia se me cayeron algunas de las uñas de los pies. Fue muy doloroso porque no podía ni rozar las sábanas con los dedos de los pies. Tenía la piel de la uña muy seca y sensible. Es muy normal que se caigan las uñas como consecuencia de la quimioterapia. Para evitar infecciones como los hongos y mantenerlas bien hidratadas, te recomiendo que repitas este ritual al menos una vez por semana.

9

RITUAL PARA LA ALEGRÍA

||||||||||||||||||||||||||||||||||||||||||||||||||||||||||||

A lo largo de todo el libro te he hablado de la importancia de nuestras emociones. Ellas también forman parte de nuestra salud. Es necesario que aportemos armonía y equilibrio a nuestro estado emocional; con esta sencilla sinergia te ayudaré a crear el ambiente de paz y tranquilidad que necesita tu estado anímico para estar en perfecto equilibrio.

¿Qué necesitas?

- Aceite esencial AEQT de ylang-ylang (*Cananga odorata*).
- Aceite vegetal de almendras dulces, avellana o coco. El aceite vegetal de coco, aparte de tener múltiples propiedades, es un gran lubricante natural. No dudes en utilizarlo si padeces sequedad vaginal.
- Difusor eléctrico o de cerámica con vela.
- Cerillas o encendedor.

Tiempo de preparación

- Dos minutos.

Periodicidad

- Tantas veces como quieras.

Funciones

- Antidepresivo natural.
- Afrodisíaco.
- Relajante.

Aceite esencial AEQT de ylang-ylang

Es ideal para:

- La astenia sexual femenina.
- El trastorno depresivo.
- La dificultad para conciliar el sueño.

El ritual

- En el difusor eléctrico, vierte agua y diluye en ella cinco gotas del aceite esencial AEQT de ylang-ylang. Si tienes difusor de cerámica, agrega agua y, en lugar de cinco gotas de aceite esencial, añade tres de ylang-ylang.
- A continuación, enciende el difusor eléctrico. Si tienes difusor de cerámica, prende una vela para que caliente la solución que has preparado y empieza a disfrutar del ritual de la alegría.
- Mientras se va creando un ambiente relajante, puedes aprovechar para masajearte el pecho o las muñecas con tres gotas de aceite esencial AEQT de ylang-ylang y aceite vegetal de almendras dulces o avellana.

10

CREA TU PROPIA FRAGANCIA Y AMBIENTADOR PARA EL HOGAR

||||||||||||||||||||||||||||||||||||||||||||||||||||||||||||||||||||||||||||

Los aceites esenciales no solo están indicados para un uso tópico, sino que además pueden ayudarnos a conseguir el estado de ánimo que necesitemos en cada momento. Para conseguirlo, podemos utilizarlos como fragancias naturales pulverizadas en nuestra piel, en los dormitorios y en la casa mediante un difusor eléctrico o de cerámica. Otra forma sencilla de utilizarlos y que además perfumará tu ropa es impregnar un par de gotas del aceite esencial escogido en un pañuelo de ropa o una prenda que ya no utilices. Ten en cuenta que los aceites esenciales pueden manchar la ropa.

¿Qué necesitas?

- Aceite esencial quimiotipado (AEQT):
  - Para un ambiente de relajación: lavanda (*Lavandula angustifolia*).
  - Para potenciar el estado anímico: naranja dulce o mandarina (*Citrus sinensis* o *Citrus reticulata*).
  - Para las defensas: ravintsara o geranio de Egipto (*Cinnamomum camphora* o *Pelargonium x asperum*).
  - Para el cansancio, las náuseas o la falta de concentración: limón (*Citrus limón*).

- Para ayudar en una dieta adelgazante o como desinfectante ambiental: pomelo (*Citrus paradisii*).
- Para conseguir un efecto antidepresivo: romero (*Rosmarinus officinalis*).
- Para ahuyentar a los mosquitos y como fungicida natural: citronella (*Cymbopogon giganteus*).
- Para una noche romántica y afrodisíaca: canela (*Cinnamomum verum*).
- Para reducir el estado de ansiedad: bergamota (*Citrus bergamia*).
- Difusor eléctrico o de cerámica con vela.
- Cerillas o encendedor.

Tiempo de preparación

- Dos minutos.

Periodicidad

- Tantas veces como quieras.

El ritual

- Añade agua al difusor eléctrico o de cerámica.
- A continuación, escoge uno de los aceites esenciales que te he nombrado, en función de tu estado de ánimo, y vierte de tres a cinco gotas en el difusor.
- Si quieres crear tu propio perfume natural, puedes utilizar un frasco de cristal que previamente hayas llenado con hidrolato de rosa mosqueta o de azahar. Esta composición sirve como base para diluir el aceite esencial y que puedas utilizarlo directamente en tu piel, evitando siempre los ojos y las partes íntimas, donde jamás se debe aplicar el producto.

11

EL CÁNCER PSICOLÓGICO

||||||||||||||||||||||||||||||||||||||||||||||||||||||||||||||

Todo empezó tras finalizar el último pinchazo de las vacunas que me administraban cada veintiún días en el hospital de día. Lo recuerdo porque se suponía que era el fin del cáncer, de mi tratamiento, de ese período tan largo de mi vida al que ponía un punto final. Pero no fue así, no al menos emocionalmente. Los primeros síntomas del cáncer psicológico aparecieron de manera paulatina en forma de somnolencia y apatía. Poco a poco me costaba más despertar, levantarme de la cama e iniciar el día, quedar con amigos, estar con la familia, jugar con mi hija o salir de casa. Lo que antes me encantaba ya no me llenaba, ni siquiera me apetecía. Me sentía muy agotada tanto a nivel físico como emocional. Solo quería dormir.

Los síntomas de la depresión —de la que yo no era consciente— fueron a más. Me levantaba de la cama con ganas de llorar. Todo se me hacía una montaña: cualquier gestión del día a día. Me costaba mucho conciliar el sueño, y cuando lo hacía despertar era un suplicio. No entendía qué me pasaba; me sentía sola, abandonada y sin ganas de seguir. Y todo eso después de haberle ganado la «batalla» imaginaria al cáncer. Echaba de menos la atención que había tenido hasta entonces de mi entorno, mi familia y amigos, los cuales ahora ya no estaban tan presentes en mi vida después de haber finalizado el tratamiento oncológico. Era normal, ellos tenían que volver a sus vidas, a su rutina, pero yo no podía volver a la mía porque ya no sabía cuál era.

Oirás de todo. Personas que vuelven a sus vidas como si nada hubiese pasado. Otras que rompen con todo y otras que no saben por dónde tirar. En mi caso, tras superar el cáncer de mama, las ganas de vivir fueron todo lo contrario. Tenía ganas de morir. Aún hoy es muy duro para mí recordar ese momento, pero quiero ser honesta contigo por si te pasa. El cáncer no es ninguna guerra y tú no eres la Capitana América. El traje de heroína, guapa, no hace falta que te lo pongas conmigo. Hablemos claro: el cáncer es una mierda como una catedral. Mi vida y la tuya hubiesen sido mucho mejores sin el cáncer, no tenemos absolutamente nada que agradecerle, no somos mejores personas tras él ni nos ha aportado nada positivo. Las frases hechas del estilo «ahora querrás comerte la vida» son fruto de la ignorancia de quien las dice. Lo único que quiero comerme es un donut sin tener que preocuparme de cómo me sentará al estómago. Así de simple.

Ahora te hablaré de la experiencia vital que me ha aportado vivir en primera persona el cáncer de mama. Me ha permitido conocerme mejor, ser una versión mejorada de mí misma, optimizar mi tiempo y mis recursos y tener más capacidad para decidir qué quiero hacer y con quién, sea lo que sea. He prescindido de personas y pensamientos tóxicos. He iniciado nuevos proyectos que jamás pensé que podría hacer. Me he aceptado calva y me he querido con un pecho. Y eso es lo que proyecto tras el cáncer que he vivido: la belleza de mi alma, la única que no se marchita pese al tiempo y que depende únicamente de nosotros mismos.

La visita con la psicoóncologa

En una de las sesiones con Vanessa —mi psicoóncologa— le comenté cómo me sentía: triste, agotada, apática, sin ganas de vivir y con ideas, en algún caso, de querer irme, huir y no volver. Vanessa determinó que padecía una depresión derivada del cáncer y fruto del estrés emocional y físico al que había estado sometida. Había llevado un ritmo frenético durante meses en los que no había parado: chutes de quimio, mastectomía, radioterapia, pruebas y pinchazos. Mi cuerpo estaba exhausto y mis emociones también.

Tras intentar animarme y recomponerme con las herramientas emocionales con las que contaba y no obtener una respuesta positiva, volví a acudir a la consulta con la psicoóncologa. Fue entonces cuando empecé un tratamiento antidepresivo y ansiolítico para ayudarme a rebajar el nivel de ansiedad y hacerle frente a la depresión que me habían diagnosticado. Me costó mucho esfuerzo aceptar que, después de haberme enfrentado a una enfermedad tan grave y poner todo de mi parte para llevarlo de la mejor de las maneras, la depresión y la ansiedad habían conseguido lo que el cáncer no: hacerme dejar de vivir.

12

LOS CAMBIOS EMOCIONALES

||||||||||||||||||||||||||||||||||||||||||||||||||||||||||||||||||||||||

«Y ahora a comerte la vida.» Creo que es la frase que más veces he oído desde que finalicé mi tratamiento contra el cáncer. Pues no, chica. No me quiero comer la vida. De hecho ya me la comía antes. No tengo más ganas de vivir que hace cinco años. Sin embargo, es cierto que ahora aprecio cada pequeño momento que puedo pasar junto a los míos, valoro —y mucho— la suerte que tengo por poder despertar un nuevo día. Y, sí, soy consciente de que un segundo puede cambiarlo todo, absolutamente todo. El cáncer no me ha cambiado, lo he hecho yo. Pasar por esta experiencia no nos hace mejores ni peores personas, tampoco tiene por qué modificar nuestra vida. Lo importante es que después de este período puedas continuar con tu vida de la manera que quieras.

Tal y como te he comentado en páginas anteriores, tras finalizar el tratamiento contra el cáncer y relajarme, me enfrenté a dos monstruos con los que no contaba: la ansiedad y la depresión. El sentimiento de vacío y soledad después de haberme sentido tan acompañada durante el tratamiento oncológico fue tremendo. Nadie es responsable de este sentimiento, ni siquiera uno mismo: es una sensación que experimenta el paciente cuando tiene que volver a la vida que dejó en modo pausa al iniciar el tratamiento. Puede que esa rutina haya cambiado y tengas que adaptarte a ella. Retomar la rutina es un proceso que requiere tiempo, calma y equilibrio.

Estados por los que puedes pasar

- Intentar ser como antes del cáncer.
- No identificarte con tu vida actual ni con la anterior.
- Sentirte desubicada.

La memoria consciente

Puede que hasta ahora no hayas podido pensar y recapacitar sobre el terremoto emocional que has vivido. Pero lo has vivido y tu mente tiene guardado un regalo para ti: la memoria consciente. De nuevo la importancia del psicooncólogo para gestionar el estrés emocional que has padecido y que muy probablemente empiece a aflorar ahora.

Algunos de los síntomas psicológicos que puedes experimentar durante este período son:

- Tristeza.
- Melancolía.
- Apatía.
- Soledad.
- Desorientación.
- Fatiga crónica o agotamiento.
- Somnolencia.
- Insomnio.
- Neblina mental o *chemo brain*.

Si te sirve de consuelo, yo los he experimentado todos. Retomar las riendas de nuestra vida no es tarea fácil. Hemos pasado por un período en el que nuestro organismo ha dado todo y nuestra mente ha estado al pie del cañón para acompañarlo. Llegados a este punto, estamos exhaustas. La sensación de agotamiento o de fatiga continua tiene que ver con el tratamiento oncológico que hemos seguido. Muchas pacientes, como yo, arrastramos un cansancio que no desaparece. Mi rutina ha cambiado: ahora necesito descansar durante el día porque me agoto con más facilidad. He adaptado mi día a día a mis necesidades sin que ello me exima de tener una rutina diaria y actividad.

Otra de las sensaciones que tuve tras finalizar el tratamiento oncológico fue la desorientación. No sabía hacia dónde tirar. Mi vida ya no era la misma, pero yo tampoco. Poco a poco fui sentando las pautas de mi nueva vida, de lo que me apetecía hacer e incluso comer o beber. Sí, la alimentación también cambió. Hay bebidas, como la cola, que ya no soporto, salvo que tenga que tirar de ella por una gastroenteritis.

13

LA NEBLINA MENTAL O *CHEMO BRAIN*

||||||||||||||||||||||||||||||||||||||||||||||||||||||||||||||||||||||||||||||||

Es uno de los efectos secundarios de la quimioterapia menos conocidos y que afecta directamente a nuestras neuronas. Se constata que este efecto secundario derivado de la quimioterapia afecta cada vez a más pacientes. La neblina mental, como su propio nombre indica, tiene que ver con la dificultad para recordar o expresarnos de forma oral o escrita.

Los síntomas

- Dificultad para recordar.
- Despiste.
- Lagunas mentales.
- Falta de vocabulario.
- Estar espesa mentalmente.
- Falta de concentración.

La neblina mental o *chemo brain* puede pasar desapercibida o confundirse con otra sintomatología asociada al estrés y el cansancio postraumático. Lejos de lo que creemos, este efecto secundario derivado de la quimioterapia —que no a todos los pacientes afecta— aparece ya en el inicio del tratamiento. Al tener tantos frentes abiertos y estar en pleno tratamiento, no somos conscientes de que sus síntomas ya habían empezado. Es muy normal que oigas a alguna compañera de vía decir que está más despistada que antes o que últimamente le cuesta leer. Quizá tú misma experimentes alguna de estas sensaciones. Que no cunda el pánico: es normal y voy a decirte cómo puedes mitigarlas poco a poco.

Mi neblina mental

El primer síntoma que noté fue el despiste. Te parecerá que no es para tanto, pero cuando sales de casa hasta cinco veces sin el monedero o las llaves o el teléfono no es tan normal. Si a este detalle le añadimos que era algo que antes del cáncer no me sucedía… Pues empecé a preocuparme. Quedar con alguien o tener una cita en la peluquería y no recordarlo. Como si nunca hubiese pasado. No recordar el nombre de la vecina. Dificultad para expresarme de forma oral. Me costaba encontrar las palabras adecuadas: sinónimos, antónimos y nombres propios. La frustración tardó poco en aparecer: no entendía qué me pasaba y por qué tenía tanta dificultad para hacer algo tan simple como recordar, leer o ver una película. Tenía una falta total de concentración.

La psicooncóloga

Durante una de las sesiones de la terapia psicológica, le comenté a Vanessa alguno de los síntomas que tenía y que me preocupaban. Cada vez iban a más. No sabía cómo gestionar todos aquellos síntomas de los que no me habían hablado y que desconocía que estuviesen relacionados con el tratamiento oncológico que había seguido. Empecé a sentirme tonta, torpe y frustrada.

Gracias al apoyo psicológico, entendí lo que me sucedía y el porqué de aquellos síntomas. Cuando me relajé, pude volver a leer. Dejé de obsesionarme por no recordar palabras y busqué sinónimos. El móvil puede ser una excelente agenda para no olvidar ninguna cita. ¿Recuerdas lo que te he dicho antes? No es necesario que vuelvas a ser como eras antes del cáncer; eso es pasado. Esta eres tú y tu circunstancia ahora. Tus necesidades han cambiado; dales lo que necesitan y hazte la vida más sencilla.

Cómo contrarrestar los efectos de la neblina mental

- Ejercitar la mente:
  - Escribir.
  - Leer.
  - Crucigramas o juegos de mesa como Scrabble o Pasapalabra.
- Actividad física:
  - Yoga o meditación (*mindfullness*).
  - Marcha nórdica.
  - Ejercicio cardiovascular.

Tener una vida activa físicamente no solo te ayudará a quemar toxinas y depurar el organismo, sino que además sentirás el equilibrio que se establece entre cuerpo y alma. Te aconsejo que pruebes alguna sesión de yoga o de marcha nórdica, ya que ambas actividades están especialmente indicadas para la mejoría

de la movilidad del brazo (si te han practicado una mastectomía), favorecen el riego sanguíneo y ayudan a evitar posibles
infecciones de la piel como la celulitis infecciosa, la flebitis o el
empeoramiento del linfedema.

14

SEXO Y CÁNCER

||||||||||||||||||||||||||||||||||||||||

Te preguntarás por qué es importante hablar de sexo durante el cáncer. Fácil: forma parte de tu vida. Por lo tanto, es un punto más que tratar en este libro. El cáncer no solo es físico, también afecta a las emociones, a tu psicología. Me gusta hablar del término «cáncer psicológico» cuando me refiero a todas aquellas secuelas, sentimientos o emociones derivados del momento que estamos viviendo durante y tras el cáncer. Pero ese es otro apartado y ahora quiero hablarte del placer más carnal: el deseo.

En una de las visitas en las que acudía a ver a mi oncóloga quise preguntarle por las relaciones sexuales y si podía mantenerlas, si había alguna contraindicación, si era normal que tuviese deseo. Ella me explicaba con mucha paciencia qué tipo de tumores tenía en el pecho, sus nombres, el siguiente paso a dar en mi tratamiento. Apenas habían transcurrido cuatro meses desde mi separación y, en este *impasse* me habían detectado al bicho. ¿Me imaginas? Recién separada, en pleno tratamiento de quimioterapia, calva y con ganas de echar un polvo. Paradójico, ¿no? Lo cierto es que me costó mucho preguntarle a mi oncóloga por mi vida sexual. Me generaba pudor y vergüenza hablar de algo tan íntimo y tan carnal con ella, la misma que me estaba informando de algo tan serio como mi bicho y del tratamiento que me darían para acabar con él.

Finalmente, me armé de valor y se lo dije.

—Últimamente estoy más caliente que el palo de un churrero —recuerdo que solté.

Ella se quedó muda. La enfermera, Palmira, no sabía dónde meterse. La quimioterapia puede tener muchos efectos, entre ellos, la inapetencia sexual. Pero también existe otro. Uno que he podido compartir con más de una compañera: la apetencia sexual. Nuestro sistema nervioso, entre otros, se ve alterado por el tratamiento oncológico al que nos están sometiendo. No voy a decirte que en todos los casos suceda igual. No se puede generalizar, pero, al igual que ciertas pacientes sienten que no tienen ganas de mantener relaciones sexuales, las hay que todo lo contrario: tenemos muchas ganas. He aquí el conflicto psicológico: sexo y cáncer.

Hablar con mis compañeras de vía me ayudó mucho. No solo por el mero hecho de compartir sensaciones y experiencias, sino también porque podía hablar con ellas sin pudor de temas como el sexo. Alguna de ellas no quería ni oír hablar de ello. Las que tenían pareja se enfrentaban a un período en el que sus respectivas parejas no sabían cómo tratarlas sexualmente en esta etapa de sus vidas. Si seguir igual o no. Si podían acariciarlas o no. Si les gustaría o, por el contrario, les molestaría. Las que no teníamos pareja —como era mi caso— no sabíamos si podíamos mantener relaciones sexuales o bien, en caso de darse la oportunidad, si debíamos decirle a nuestro amante por lo que estábamos pasando. ¿Te imaginas?: «Hola, me llamo Annabel. Hum. ¿Nos vemos? ¡Ah!, por cierto, tengo cáncer de mama». ¿Cuál sería la reacción de aquella persona al saberlo? ¿Empatía? ¿Rechazo? ¿Compasión? Recuerdo que al principio, justo antes de que se me empezara a caer el pelo, tenía prevista una cita con un chico. No te desvelaré su nacionalidad porque no quiero que descubras que era un *Monsieur*. La cuestión es que *Monsieur* venía a visitarme un fin de semana a Barcelona. Teníamos hotel reservado y cama de matrimonio en la habitación. Hasta aquí todo normal. Cuál fue mi sorpresa cuando, días antes de venir, *Monsieur* me preguntó si dormiríamos en camas separadas. Le dije que no. Respondió que prefería dormir en cama individual, por aquello del cáncer. A *Monsieur* le mandé allá donde pastan las vacas y yo me quedé en mi bella Barcelona paseando con mi autoestima bien alta.

Aún hoy, pese a los avances, existe mucha desinformación sobre el cáncer. Si a esto le añadimos el sexo durante el proceso oncológico, puedes hacerte una idea del nivel de ignorancia a nivel social sino también médico que hay. Los médicos, querida, al igual que nosotras, son personas que no han recibido una educación emocional sexual en este aspecto y a las que les producirá exactamente el mismo pudor que a ti hablar de ello. Mi objetivo, entre otros, es acabar con cualquier duda o tabú sexual relacionado con el cáncer. No solo para que no te agobies, sino también para que vivas de forma totalmente natural tu deseo carnal, tan importante como el momento en el que te encuentras. Porque todo cuenta y todo suma. Y estamos aquí para seguir disfrutando de todo lo que nos ofrece la vida. También del sexo, amiga.

Por lo tanto, salvo que tu oncólogo/a o ginecólogo/a te lo prohíban, puedes mantener relaciones sexuales con total normalidad. Eso en cuanto a la parte médica. En referencia a la personal, te tiene que apetecer. Así de simple. Tal y como te he dicho antes, uno de los ejercicios de salud mental que puedes hacer durante esta etapa de tu vida —y que puedes hacer siempre—, es ser honesta contigo misma y con los demás. Hacer y decir lo que quieras sin herir sentimientos no solo te liberará, sino que además te aportará paz y armonía.

El consejo

Durante los meses en los que te sometas al tratamiento contra el bicho, las partes bajas se te van a secar más que la mojama. Que no cunda el pánico. Recuerda que, al igual que para el cuidado de la piel, necesitarás unos productos específicos que te harán sentir mejor y te ayudarán a lubricarte sin dolor y a disfrutar del momento. Hidratarte no está solo indicado a nivel sexual, sino también para evitar infecciones de orina o fricciones en una zona tan delicada.

La anécdota

Tras el tratamiento contra mi bicho, en una cena de amigas, organizamos un *tuppersex*. Descubrí que, aparte de todos los artilugios que puedas imaginar, existe una línea de productos como los lubricantes libres de parabenos (veganos, naturales y fabricados a base de agua) que facilitan las relaciones sexuales y que, para mujeres como nosotras, nos van como anillo al dedo en este momento.

Así pues, si quieres mantener relaciones sexuales con tu pareja o con tu amante (o con ambos), si te apetece una noche de sexo desenfrenado o romántico, si quieres darte placer sola (esto último merece un libro entero: el placer que puede darse una misma), te animo a visitar alguna de las tiendas con productos sexuales (*sex shop*) o bien organizar un *tuppersex* en el que puedas explayarte y consultar todas tus dudas. Al igual que en la gestión de las emociones y la información acerca del cáncer de mama, existe cierto rechazo a la hora de acudir a este tipo de comercios y organización de encuentros.

En algunos países, como por ejemplo Alemania, Holanda o Austria, es algo totalmente normal. En una ocasión, durante un viaje a Viena, acudí a un *sex shop*. En la tienda había todo tipo de clientes diferentes: personas que iban solas, parejas (jóvenes, de mediana edad e incluso de experiencia contrastada). Lo cierto es que en un primer momento me sorprendió, y, al salir de allí, pensé que todas aquellas personas vivían su sexualidad de forma natural y habían conseguido traspasar los tabús sociales que tan solo nosotros nos marcamos.

15

TIEMPO PRESENTE

||||||||||||||||||||||||||||||||||||||||||||||||

Mi querida amiga:

Ha llegado el momento de despedirnos y de darle una patada al cáncer. La experiencia vital, esa sí, te acompañará siempre: el aprendizaje, las anécdotas, los días de recuperación, el amor recibido y todo aquello con lo que quieras quedarte. Del resto puedes desprenderte tan pronto como quieras. Recuerda que nadie ni nada que te reste o divida debe permanecer en tu mochila vital, así es que, como al bicho, mándalos bien lejos. Eso sí, con mano izquierda, tal y como te mostré a hacerlo antes.

El tiempo —presente— es el mejor y más preciado de los regalos que podemos dar y recibir. Ahora tienes la oportunidad de escoger con quién quieres compartir tu tiempo: el presente continuo. Para ello te propongo un último juego: el de la vida. El de las ilusiones. Para que no olvides todo aquello por lo que merece la pena despertar y sentirse agradecido por el hecho de hacerlo.

Te deseo, querida, una muy feliz vida.

16

LA LISTA DE LAS ILUSIONES

||||||||||||||||||||||||||||||||||||||||||||||||||||||||||||||||||||||||||||||

Han pasado meses o quizá semanas desde que iniciaste el tratamiento contra el cáncer. Quizá te preguntes qué será de tu vida ahora, cuál es el rumbo que quieres que tome o, simplemente, cómo regresar a la que era tu rutina. Sea como sea, tan solo te daré la regla de oro para mantener, de ahora en adelante, en cada uno de los pasos que des: la ilusión.

A continuación, escribe en el recuadro todo aquello que te ilusiona, por mínimo o ridículo que te parezca. Y, lo más importante, hazlo realidad.

Me despido de ti con una frase que espero que te sirva siempre:

«La vida es un sueño en el que una no sabe cuándo está despierta o cuándo está dormida.

Lo importante es mantener siempre la ilusión que nos hace soñar.»

Mi lista de ilusiones

Apéndice

||||||||||||||||||||||

¿Sabías que...?

- El gasto por desplazamiento y/o transporte que hayas tenido que afrontar para acudir a las sesiones de quimioterapia y radioterapia está subvencionado por la Seguridad Social. Solicita en tu Centro de Atención Primaria (CAP) u hospital donde te hayan tratado los impresos para cumplimentar los datos y te abonarán el importe gastado.
- Existe un servicio de asesoría jurídica gratuito en caso de que tengas dudas sobre tu situación laboral.
- El tratamiento de tatuaje de pezón y areola, o la intervención —sin ingreso hospitalario— de la colocación del pezón en la reconstrucción mamaria, están subvencionados por la sanidad pública.
- En asociaciones como Oncolliga (www.oncolliga.cat) ofrecen el servicio gratuito de una dietista para que puedas cuidar de tu alimentación durante el tratamiento oncológico. Además, organizan reuniones informativas en las que una esteticista te enseña a cuidar de tu piel durante el proceso, te aconseja y obsequia con algunos productos adecuados a este momento.

Enlaces de interés

||||||||||||||||||||||||||||||||||||||||||||||

AECC: Asociación Española Contra el Cáncer

www.aecc.es

Teléfono: 900 011 830

Tanto si eres paciente como familiar de una persona diagnosticada de cáncer, en la AECC te ofrecen orientación médica, psicológica y social de forma totalmente gratuita. Solicita información en su página web o bien en el teléfono de contacto.

SEOM: Sociedad Española de Oncología Médica

www.oncosaludable.es

Teléfono: 91 577 52 81

NCI: Instituto Nacional del Cáncer

www.cancer.gov

MSK: Memorial Sloan Kettering Cancer Center

www.mskcc.org

FUNDACIÓN CARRERAS

www.fcarreras.org

Teléfono: 93 414 55 66

ONCOLLIGA: Fundació Lliga Catalana d'Ajuda Oncològica

www.oncolliga.cat

Teléfono: 93 240 58 88

Asociaciones sin ánimo de lucro:

www.mechonessolidarios.com

www.savethemama.com

Bibliografía

||||||||||||||||||||||||||||||

Estapé Madinabeitia, Tania. *Cáncer: cómo afrontar los tres días esenciales.* Editorial UOC; 2018.

Bosson, Lydia. *Aromaterapia energética. Curar el alma de las plantas, Aceites esenciales y Ayurveda.* Amyris Ediciones; 2012.

Breda, M. L. y Baudoux, Dominique. *Aromaterapia científica: aceites esenciales quimiotipados.* JOM Edición; 2015.

Herbert, Mike y Dispenza, Joseph. *La alimentación que te fortalece durante la quimio.* Amat Editorial; 2016.

Elcacho, Neus. *La dieta de les emocions.* Columna; 2018.

ECOSISTEMA DIGITAL

NUESTRO PUNTO DE ENCUENTRO

www.edicionesurano.com

2 AMABOOK
Disfruta de tu rincón de lectura y accede a todas nuestras **novedades** en modo compra.
www.amabook.com

3 SUSCRIBOOKS
El límite lo pones tú, **lectura sin freno**, en modo suscripción.
www.suscribooks.com

DISFRUTA DE 1 MES DE LECTURA GRATIS

1 REDES SOCIALES:
Amplio abanico de redes para que **participes activamente**.

4 APPS Y DESCARGAS
Apps que te permitirán leer e **interactuar con otros lectores**.